GUIDE PRATIQUE

POUR TRAITER ET GUÉRIR SOI-MÊME

(Sans Mercure, Copahu ni Cubèbe)

LES

MALADIES VÉNÉRIENNES

OU CONTAGIEUSES

PAR

TH. DUMONT

MÉDECIN CONSULTANT

A Paris

Rue du Faubourg-Poissonnière, 187

(DE 3 A 7 HEURES)

PRIX : 2 FRANCS

CHEZ L'AUTEUR

Rue du Faubourg-Poissonnière, 187

Et chez les Libraires.

GUIDE PRATIQUE

POUR TRAITER ET GUÉRIR SOI-MÊME

(Sans Mercure, Copahu ni Cubèbe)

LES

MALADIES VÉNÉRIENNES

OU CONTAGIEUSES

INTRODUCTION

Ceux qu'atteint la maladie vénérienne, doivent à la Providence de grandes actions de grâces, de vivre dans un temps comme le nôtre, où les remèdes et le régime peuvent lutter contre elle, où elle a perdu ses plus effrayants symptômes, ou une différence absolue existe entre *jadis* et *aujourd'hui*.

I. — **Jadis**.

La cloche d'alarme vient de se faire entendre; les portes de l'église s'ouvrent; quantité de villageois accourent se mettre en prière, puis une croix, une bannière, des hommes en surplis, un prêtre avec sa chappe apparaissent; la triste psalmodie du *miserere* jette l'âme dans le recueillement, et les tintements funèbres de la cloche accompagnent les versets du psaume.

Et cependant personne n'est mort au village; au prône du dimanche, on n'a point annoncé d'anniversaire et aucun moribond ne réclame les derniers secours de l'église.

De quoi s'agit-il donc ? D'où viennent cet appareil sombre, ces chants funèbres et la terreur exprimée sur tous les visages ?

C'est l'apparition d'un lépreux, d'un vénérien du moyen âge, malheureux couvert d'ulcères, de dartres rongeantes, flétrissant de son haleine tout ce qui l'approche, et dont la corruption morale inspire encore plus de dégoût et de craintes que la corruption physique.

Le voilà prosterné sur les dalles du porche qui précède le sanctuaire paroissial, invoquant la pitié publique ; espérant bien moins de l'action des remèdes, que de l'influence des prières, et acceptant sans contrainte, plutôt que d'être en horreur à ses semblables, la réclusion solitaire que lui impose, pour un temps indéterminé, la police de l'époque.

On récite le *De Profundis*, car on le considère comme étant mort au monde ; on lui donne des cliquettes (castagnettes grossières) qu'il agitera pour se faire entendre, et, après la cérémonie, les ablutions d'usage, on le conduit processionnellement dans la loge cadenacée dont il fera sa demeure jusqu'à ce qu'il soit mort ou guéri.

Sans doute, il ne guérira point : dix, vingt,

trente années s'écouleront pour lui dans ce tombeau anticipé, duquel personne ne doit s'approcher ; et quand l'heure suprême arrivera, aucune main amie ne lui fermera les yeux.

Pendant quinze à vingt siècles, les vénériens ou lépreux bien constatés, n'ont pas eu d'autre sort, jusqu'à ce qu'enfin la maladie transformée eût inspiré moins de crainte aux populations et plus de chances de guérison à la médecine.

II. — **Naguères**.

Vers la fin du dix-huitième siècle, il n'était plus question, depuis bien longtemps, ni de l'éproséries ni de lépreux ; le mot *vérole* ayant détrôné le mot *lèpre*, régnait, sans conteste, dans le vocabulaire des affections virulentes, et il y avait si habilement marqué sa place, que tout le monde s'accordait sur ses symptômes et sur les conséquences de son action. Cependant, excepté les roués qui ne rougissent de rien, on se cachait encore d'une vérole ; on l'ensevelissait souvent au fond d'un hôpital, on en déposait le secret dans la conscience du médecin. Si l'on n'était pas marié. on se condamnait au célibat ; si l'on était marié, on s'imposait l'abstinence des rapprochements sexuels. Quelques véroles rebelles, inguérissables, entraînaient même des sacrifices beaucoup plus durs, et l'on voyait assez souvent des fils de famille, après d'infructueuses tentatives de guérison, conclure avec des charlatans, un marché à forfait, leur abandonnant moitié de leur fortune s'ils obtenaient d'eux guérison. Nous avons connu un de ces charlatans dont la fortune devint colossale, et dont les petits-fils occupent aujourd'hui des emplois éminents.

Dans le mouvement général de la révolution française, à la suite de ces armées nombreuses qui sillonnèrent l'Europe, la vérole dût se répandre et se propager; mais elle perdit de son acuité; elle subit de nouvelles transformations au milieu de la transformation universelle des choses humaines; on l'étudia sous d'autres points de vue; on la soigna peut-être d'une manière plus logique; de telle sorte, qu'acceptée par le grand monde, elle n'apparaît plus guère que comme un simple accident dont presque personne ne s'émeut.

III. — Aujourd'hui.

La Vérole ! vous la rencontrez partout, sous les lambris dorés de l'opulence et jusqu'au fond de l'échope du pauvre ; elle se promène, cigare à la bouche, en élégante redingote de ville, sur le boulevart de Gand ; elle frôle, sous d'amples crinolines, la vertu simple et modeste,

elle s'assied aux premières loges des Italiens ;
elle galope au Jockey-Club ; elle assiste aux
sermons du Carême, après avoir pris sa large
part aux folies du carnaval ; va-t-elle aux eaux ?
c'est moins par besoin que par fantaisie ou par
caprice ; le régime qu'elle suit n'a point pour
but de se guérir d'un mal dont elle conteste la
réalité, mais il lui sert de manière d'être ou de
tenue. La Vérole fait sa cour, sans hésitation,
aux jeunes filles bien dotées ; elle les épouse,
les trompe quelquefois sciemment et plus souvent sans en avoir la conscience ; elle met au
monde des enfants chétifs, hâves, rachitiques,
ulcérés ; en avançant dans la vie, la vie lui
pèse chaque jour davantage ; des maux inattendus surgissent ; éclairée, soignée trop tard,
elle succombe victime d'un empoisonnement
caché, après avoir légué à d'autres victimes
innocentes, le tribut de ses fautes et de son
incurie.

Dans les campagnes, la vérole se propage
non moins qu'à la ville : tant de jeunes villageois, tant de jeunes villageoises sont entraî-
nés hors de chez eux par la conscription, par
l'attrait des grandes cités populeuses, et il en
est un si grand nombre qui s'abandonnent aux
passions de leur âge, qu'en rentrant au foyer
paternel, beaucoup y apportent une maladie

qu'ils ignorent ou qu'ils croient guérie. L'air pur de la campagne, le régime sain qu'on y suit, les sueurs abondantes que procurent le travail, empêchent presque toujours les symptômes vénériens d'offrir la gravité qu'ils ont à la ville, mais ils n'existent pas moins, ils se communiquent, et ne cessent que par un traitement approprié, car jamais la vérole ne s'éteint d'elle-même.

IV.

En présence d'un tel ennemi qui s'empare de vous sous les attraits du plaisir, qui simule l'amour, qui promet mille jouissances imaginaires, et qui, une fois maître de vos forces, les anéantit, on ne saurait se tenir trop en garde. Il faut que chacun apprenne, que chacun sache bien à quoi l'expose une vérole méconnue, et notre livre n'aurait-il que cet unique résultat, rendrait à l'humanité un service non contestable.

Mais, heureusement pour l'humanité, nous faisons plus que l'éclairer et la sauvegarder d'une dangereuse quiétude, nous lui proposons des moyens simples de guérison ; nous dressons devant elle une table hygiénique où tous les aliments sont sains, où toutes les boissons rafraîchissent et purifient, et nous l'invitons à s'y asseoir.

De notre part, il n'y a ni faux fuyant, ni captation, ni supercherie : lisez le livre, essayez les remèdes et voyez.

NOTIONS PRÉLIMINAIRES

De l'origine, de la fréquence et du danger

des

Maladies vénériennes ou syphilitiques.

Ces maladies, qui prennent des formes si diverses, qui affligent aujourd'hui toutes les populations européennes, remontent très haut dans l'histoire, car on ne doute pas que la lèpre, l'éléphantiasis et d'autres affections du même genre, regardée par les anciens comme des châtiments de Dieu, n'aient été la syphilis ou vérole d'aujourd'hui.

Déjà Moïse, dans *le Lévitique*, parlant de *l'écoulement de la semence*, ordonne de séquestrer ceux qui en sont atteints.

Hérodote, le père de l'histoire profane, affirme que les Scythes, qui avaient visité le temple de *Vénus Uranie*, à Ascalone, furent tous atteints du *mal des femmes* que leur infligea la déesse irritée.

Hippocrate, Galien, Celse, Pline, Cœlius Aurélianus, parlent d'accidents arrivés aux organes de la génération, sans préciser en quoi ils consistent, parce que, sans doute, l'état général du malade les préoccupait beaucoup plus qu'un symptôme isolé.

L'éléphantiasis, ou *lèpre de la Grèce*, fut propagée en Europe par les soldats du Grand Pompée, puis par les légions romaines qui, des pays chauds passaient sous le ciel brumeux de la Gaule et de la Germanie, où leur mal s'aggravait.

Il en est de même encore aujourd'hui de la maladie vénérienne, qui prend un caractère très mauvais, lorsque ceux qui l'ont contractée dans le Midi vont habiter le Nord.

Dans les premiers siècles de l'ère chrétienne, la *lèpre*, la *ladrerie*, les dégénérescences des organes génitaux, atteignant une portion considérable de la population, même parmi les gens riches, on fonda quantité d'établissements où les malades, renfermés au fond d'une cellule, ne communiquaient avec le dehors qu'autant que leur guérison demeurait bien constatée, ce qui n'arrivait presque jamais.

Au moyen-âge, nos expéditions en Orient augmentèrent singulièrement le nombre des lépreux. Cependant, la maladie finit par s'amoindrir ; et, dans le quinzième siècle, elle se transforma en diverses affections secondaires qui furent cause qu'on perdit presque sa trace.

Les expéditions des Français contre Naples, sous la conduite de René d'Anjou, puis sous celle de son fils, le prince Jean, ayant coïncidé avec certaines causes atmosphériques ou locales, on vit surgir une épidémie considérable, qui n'était pas l'ancienne lèpre avec ses horreurs, mais qui dérivant d'elle, et causant bien des victimes, fut appelée par les uns, le *mal de Naples ;* par les autres, le *mal français ;* c'était la vérole actuelle, vraie fille de l'ancienne, et qui empoisonna de nouveau l'Europe entière.

La découverte de l'Amérique, les expériences des alchimistes ayant introduit, dans la matière médicale, des substances énergiques inconnues des anciens, le traitement de la vérole moderne différa complétement de celui de la vérole ancienne. Il ne fut cependant pas tellement efficace, qu'à la fin du siècle dernier, on ne vît encore de malheureux vénériens conclure avec certains médecins des marchés onéreux et sacrifier inutilement une portion considérable de leur fortune.

Nous n'en sommes heureusement plus là. Les maladies vénériennes se traitent avec

plus de promptitude et de succès qu'autrefois ;
mais elles présentent un danger grave qui est
loin de disparaître : c'est l'emploi de remèdes
perturbateurs trop énergiques, que le corps ne
s'assimile pas bien, et qui souvent substituent
à l'ancienne maladie, une maladie nouvelle
non moins grave, non moins difficile à traiter.

II. — Traitement ordinaire des Maladies syphilitiques.

—

Abus de divers Médicaments.

Le traitement appliqué aux maladies syphilitiques a toujours été très long, très compliqué, très dispendieux, et, après l'avoir subi, peu de personnes ont pu se flatter d'une guérison radicale. Chez beaucoup de malades, aux ravages de l'infection vénérienne sont venus se joindre les ravages non moins grands de violents sudorifiques, de purgatifs drastiques tels que le cubèbe, la coloquinte, le sassafras, le copahu ; de préparations émétiques et d'agents spéciaux comme le mercure, l'iode et l'or.

Les sels d'or, préconisés par le docteur Chrétien, de Montpellier, n'ont joui que d'une vogue éphémère, d'abord en raison de leur prix élevé, puis à cause d'une infaillibilité douteuse que l'expérience rendit chaque jour plus contestable.

Les préparations d'iode, excessivement irritantes et dangereuses, ayant d'ailleurs l'inconvénient capital de déterminer une maigreur inévitable, de faire disparaître la gorge des femmes et presque tous leurs charmes, perdent la vogue qu'elles avaient usurpée. On avait été déterminé dans l'emploi de l'iode par l'idée où l'on était que les maladies vénériennes intéressent principalement la lymphe et le tissu graisseux, mais c'est une idée fausse que repoussent la raison et l'expérience.

Quant aux préparations mercurielles, contre lesquelles on proteste sans cesse et auxquelles on revient toujours, tant l'habitude et la routine ont d'empire sur le vulgaire, il est bien temps de les proscrire, car les maux qu'elles engendrent sont immenses, et de ramener le traitement des maladies syphilitiques à une méthode simple, rationnelle, efficace.

Sait-on comment se comporte le mercure dans le corps humain? Pas plus qu'on ne sait comment se comportent l'or, l'iode, le brôme et tous ces corps nouvellement découverts. Et n'est-ce pas un non-sens d'aller chercher, au fond du creuset d'un chimiste, des préparations artificielles qui n'existent pas dans la nature, pour traiter une maladie simple, contre laquelle la Providence, toujours prévoyante et bonne, n'a pas manqué de placer le remède sous nos yeux, à portée de notre main?

Quantité de malades, soignés par le mercure, et regardés comme guéris, ont offert après des mois, des années, d'irrécusables témoignages de non guérison. Il y a d'ailleurs un degré de tolérance, passé lequel un remède violent ne peut que nuire à l'économie, et l'on ne saurait jamais fixer ce degré d'une manière certaine, car il dépend du tempérament individuel et d'une foule de circonstances particulières.

Nous avons vu des malades vénériens, saturés de mercure, les dents déchaussées par lui, les membres tremblants, les yeux caves, le cuir chevelu dénudé, présenter le plus misérable aspect, et conservant en outre presque tous les symptômes vénériens qu'ils présentaient avant l'emploi du mercure ; c'étaient des sujets perdus au physique, perdus au moral, devenus l'ombre d'eux-mêmes et condamnés à traîner, sans espoir de guérison, ni presque de soulagement, la plus misérable existence.

III. — **Du charlatanisme et de ses drogues.**

Si le charlatanisme n'employait que des moyens insignifiants, propres seulement à contenter l'imagination des malades et à laisser au temps, à la nature, le soin d'opérer leur guérison, nous n'y trouverions pas grand mal, car ne rien faire c'est faire souvent beaucoup. Mais le charlatanisme est audacieux ; il ne doute de rien ; les moyens hardis, bizarres, les procédés mystérieux lui conviennent ; pourvu qu'il frappe d'étonnement et de stupeur et qu'un résultat éclatant rachète vingt fautes passées inaperçues, son but est atteint. Les victimes, on ne s'en préoccupe pas ; elles dorment dans la tombe, tandis qu'une guérison apparaît debout et produit l'effet d'une annonce, d'une affiche permanente.

Et quand nous parlons du charlatanisme, nous n'entendons pas seulement celui qui s'exerce sans patente, ni diplôme ; nous désignons toute espèce de charlatanisme, sans oublier celui des petits, des moyens et des gros bonnets de la faculté, gens scrupuleux par excellence, ayant horreur de la réclame, et dont le langage et la conduite forment une réclame perpétuelle. Qu'est-ce, en effet, qu'un ouvrage in-8°, revêtu des titres nombreux de son auteur et précédé d'une préface ou d'un rapport signé par nn ami ? Réclame. Qu'est-ce que ces affiches de cours, appendues au porche du professeur ? Réclame. Qu'est-ce que le compte-rendu hebdomadaire ou mensuel des cours ou de la clinique de tel docteur émérite ? Réclame. Qu'est-ce que cette drogue, soit disant nouvelle, et qui n'a de nouveau que le nom du médecin qu'on y accole ? Réclame. Tout marche maintenant par la réclame, tout sert de support au charlatanisme et les esprits les plus logiques, les gens les plus sensés sont ceux qui s'y laissent prendre les premiers.

On se récrie contre l'affiche et contre la piperie de son style entraînant ; on blâme la quatrième page des journaux ; mais il y a des gens, et le nombre en est considérable, qui ne connaissent d'autre littérature que celle de l'affiche, et qui ne lisent jamais que cette quatrième page tant blâmée par les hommes graves.

De toutes les nations du monde, ce sont les deux nations les plus sérieuses, les plus positives, douées du sens pratique le plus exquis, savoir, les Anglais et les Chinois, qui poussent le plus loin la littérature de l'affiche et le scandale de l'annonce. Je ne sache pas que les consommateurs en souffrent davantage. Cela prouve seulement qu'en surveillant bien, qu'en réglementant l'affiche ainsi que l'annonce, qu'en leur interdisant le mensonge, on les rendrait utiles, même morales ; qu'on les soustrairait à l'empire du charlatanisme

Ils étaient coupables entre tous, ces charlatans de notre siècle qui prétendaient guérir la vérole avec des sangsues, de l'eau de gomme et des bains, et qui, proscrivant les spécifiques dangereux comme le mercure et l'iode, ne les remplaçaient par aucun autre. Ils plongeaient leurs malades dans une sécurité fatale, car jamais une *affection vénérienne* ne guérit sans le concours d'un dépuratif quelconque qui neutralise le virus ou l'expulse.

IV. — Ma Méthode.

Moi, pas plus que les autres, je n'échapperai au reproche d'exercer une médecine secrète et de me poser en charlatant, car j'arrive avec une théorie nouvelle, avec une méthode nouvelle et avec la prétention fondée de guérir sans mercure, sans iode, sans cubèbe, sans copahu, sans moyens violens, n'importe quelle maladie syphilitique.

Mais les nombreuses observations de guérisons obtenues par ma méthode et les faits imposeront silence à mes détracteurs. Tôt ou tard, ils me rendront justice, pour peu qu'ils possèdent un grain de raison et de bonne foi.

La médication que j'emploie, d'usage facile, non désagréable, guérissant radicalement, sans le moindre danger, et avec plus de rapidité que par les moyens ordinaires, n'est pas, je l'avouerai sans orgueil, le résultat de recherches savantes, ni le produit d'un génie exceptionnel ; c'est un pur effet du hasard, le père des découvertes.

Il y a deux ans, une personne me consulte pour une arthrite du genou que soignaient infructueusement, depuis trois semaines, plusieurs médecins habiles. Ils avaient eu recours aux saignées générales et locales, aux cataplasmes, pommades mercurielles et autres, bains de vapeurs, vésicatoires, vomitifs, purgatifs, et à des médicaments spéciaux, tels que colchique et sulfate de quinine. Le malade n'en pouvant plus, j'éprouvais moi-même quelque hésitation de commencer une cure sous de tels auspices et avec si peu de chances de succès.

J'ordonnai de suspendre, pendant deux jours, toute espèce de médication, dans le double but de bien réfléchir sur le parti à prendre, et de laisser au corps un repos nécessaire pour le remettre du trouble qu'il venait d'éprouver sous l'empire de cette médication perturbatrice.

Alors, appelant à mon aide mes connaissances physiologiques et chimiques, passant en revue toute la matière médicale, si riche en ressources fécondes et si peu consultée, je formulai des *pilules dépuratives, sudorifiques* et *diurétiques*, que je fis faire sous mes yeux, par un pharmacien de la localité.

Trois jours après l'emploi de ce remède, n'ayant pu revoir le malade, il me fit appeler et se plaignit de douleurs intolérables qui ne lui laissaient aucun repos, ni de jour, ni de nuit.

J'ordonnai d'insister sur les pilules déjà prescrites, d'en administrer 2 de 4 heures en 4 heures; de donner pour boisson une infusion de 5 grammes de racine d'iris dans un litre d'eau bouillante, sucrée avec du sirop de guimauve, prise par demi-tasse en 24 heures; puis, d'ajouter à ces moyens des applications de compresses imbibées d'une eau que j'appelle *hygiénique*, et que je formulai chez le pharmacien..Les applications de l'eau se renouvelaient toutes les 4 heures.

A ma visite du lendemain, le malade était

plus gai ; il me dit avoir moins souffert pendant la nuit et avoir eu du sommeil ; il accusa des sueurs très copieuses et des urines plus abondantes que d'habitude. Sa peau avait beaucoup moins de chaleur et de sécheresse que la veille ; le genou souffrant, moins rouge et moins gonflé, supportait mieux la pression de la main.

Pendant six jours, on continua le même traitement. Dès lors, le malade alla sensiblement mieux. Il pouvait marcher avec assez de facilité dans sa chambre, éprouvait de bons moments et sentait renaître son appétit. Je diminuai la quantité des pilules et les réduisis à 2, matin et soir. Comme le genou tuméfié était en voie de résolution, on ne fit plus qu'une application le matin et une seconde application le soir de compresses imbibées dans l'eau hygiénique, et je conseillai de remplacer, par de l'eau rougie, la tisane d'iris.

Après 12 jours de traitement, mon malade était complétement guéri. Pour consolider sa position, je fis continuer encore pendant six jours l'usage des pilules, mais réduites à une le matin et une le soir. On cessa les applications sur le genou, car il se trouvait ramené à son état normal.

Quand ce malade vint me remercier : « Vous êtes mon sauveur, dit-il ; vous m'avez guéri, non-seulement d'un genou bien malade, mais aussi d'un écoulement blennorrhagique que je portais depuis six mois, malgré tout ce qu'on avait pu tenter pour y mettre un terme, potion de Chopart, opiat de copahu et de cubèbe, capsules Mothes, injections diverses... Un moment je me crus délivré ; l'écoulement diminua ; le canal se rétrécit un peu ; mais tout-à-coup le genou s'entreprit et force me fut de garder le lit. J'appelai un médecin, puis deux autres médecins, puis vous. Inutile de raconter le surplus. Vous le connaissez mieux que moi. »

Le récit de ce malade devint pour moi un trait de lumière; il me révéla des propriétés que je ne connaissais pas à mon médicament; j'en conclus la nécessité de l'étudier avec un nouveau soin et de l'appliquer à tous les malades atteints de blennorrhagie, de rhumatisme et de goutte; affections qui coïncident d'ailleurs bien souvent l'une avec l'autre, sans avoir la même origine.

Depuis deux ans que j'emploie mes *pilules dépuratives* et mon *eau hygiénique*, j'ai traité 457 malades; j'en ai guéri 443. Les 14, dont je n'ai pu recueillir l'observation, ont été perdus de vue, mais je les suppose guéris également.

Sur ces 457 malades, il y en avait 422 qui étaient atteints de blennorrhagie à divers degrés; 17, d'arthrite ou rhumatisme articulaire général; 12, de rhumatisme articulaire local ; 6, de goutte. La guérison s'est faite du douzième au dix-huitième jour. Elle est d'autant plus prompte que la maladie est plus récente.

V. — Propriété des Pilules dépuratives.

—

Manière de les employer; effets qu'elles produisent.

Ces pilules, nous l'avons déjà dit, ne contiennent ni mercure, ni copahu, ni cubèbe, ni aucune substance vénéneuse ou seulement nuisible, capable de fatiguer les voies digestives et de compromettre l'organisme.

Renfermant les principes actifs de plusieurs végétaux exotiques et indigènes dont les propriétés sont considérées, à juste titre, comme de véritables spécifiques pour guérir les maladies vénériennes ou les maladies causées par une altération du sang et de la lymphe, nos pilules agissent comme dépuratifs. Elles dissipent les engorgements internes et externes, qu'elles résolvent d'une manière graduée, sans troubler le moins du monde l'économie. Elles rendent à la lymphe épaissie sa fluidité naturelle et primitive; au sang appauvri son oxigénation et sa fibrine ; elles dégagent des humeurs les principes étrangers qui en altèrent la pureté; elles ramènent dans les organes l'énergie qu'ils ont perdue, en changeant leur mode de vitalité interne; elles portent au dehors, par le moyen des sueurs et des urines, émonctoirs naturels, tous les mauvais principes qui altèrent les fonctions. Spécifique par excellence des maladies contagieuses, gagnées dans les rapprochements impurs des deux sexes, non moins que des maladies lentes du système glandulaire, nos pilules font même plus que de guérir, elles préviennent le mal si, dans certaines circonstances, on se les administre d'après les conseils de leur inventeur.

La dose ordinaire est de 2 pilules matin et soir.

Nous ne présentons pas ici la formule de nos pilules, mais nous n'en faisons pas mystère et nous la donnerons à quiconque en fera la demande, par lettre affranchie, et accompagnée de deux timbres postes de 20 centimes.

VI. — **Propriétés de l'Eau hygiénique.**

—

Manière de l'employer; effets qu'elle produit.

Cette eau n'est point un médicament, c'est un simple cosmétique, mais elle peut servir d'excellent sédatif, de calmant efficace contre les irritations et les inflammations des parties externes. Elle agit aussi comme résolutif dans les engorgements atoniques, dans les tumeurs scrofuleuses, dans les glandes indurées, etc.

Appliquée au traitement de la *blennorrhagie* et des *flueurs blanches* l'eau hygiénique fait surtout merveille. Il faut en réitérer souvent les applications et ne pas les discontinuer quand le mal s'est extérieurement effacé. Il importe même d'y revenir quelquefois lorsque certaines sensations anormales annoncent, sinon une rechute, du moins une réminiscence.

Extérieurement, l'eau hygiénique s'applique toujours pure et froide, 4 à 6 fois par jour, soit avec une compresse, soit avec de la flanelle. S'il faut la faire servir en injections, on l'étend d'une quantité d'eau mesurée d'après le degré de sensibilité du sujet. Voyez ce que nous disons à l'article *blennorrhagie*, chap. II, page 47 et suiv., et à l'article *flueurs blanches*, chap. XXIII, page 143 et suiv.

Prix du Flacon de l'EAU HYGIÉNIQUE : 5 francs.

Pour recevoir cette eau, dont je suis l'inventeur, il faut m'adresser un bon sur la poste, ou des timbres-poste. Je traite les malades par correspondance ; mais je me trouve invariablement chez moi tous les jours, de 3 heures à 7 heures, rue du Faubourg-Poissonnière, 187.

VII.— Traitement des maladies occasionnées par les préparations mercurielles.

—

Cachexie mercurielle.

Avant d'aller plus loin, et d'entrer dans l'exposé du système que nous adoptons pour guérir les maladies vénériennes, il convient d'indiquer le tableau que nous faisons, page 17, des désordres effrayants causés par le mercure et d'offrir à ses victimes le moyen de le combattre et d'en triompher.

Tous les jours nous sommes consulté par des personnes qui, après avoir été soumises au mercure, comme remède, présentent quelques-uns des symptômes d'une cachexie mercurielle plus ou moins invétérée, plus ou moins complète. Elles se trouvent dans la condition des ouvriers émailleurs, des ouvriers plombiers, des étameurs, de tous ces malheureux industriels qui, maniant le mercure, perdent au bout d'un certain temps, leurs cheveux, leur barbe, leurs dents, éprouvent des douleurs nocturnes intolérables, des tremblements, des tumeurs osseuses, des gonflements du périoste, etc., etc.

Après de vains essais pour remédier à cette cachexie mercurielle, d'autant plus opiniâtre qu'elle s'empare de la constitution toute entière et la transforme, l'hydrothérapie a prétendu que l'eau prise en masse à l'intérieur, promenée en masse à la superficie, finissait par déterminer la sortie des globules du métal introduit dans le parenchyme des organes. Les homœopathes sont venus ensuite se vanter du même succès. Depuis quelque temps, les médecins chimistes proposaient une méthode qui, si elle n'est point efficace, paraît néanmoins rationnelle, c'est d'appliquer sur le corps des plaques d'un métal tel que l'or, ayant beaucoup d'affinité pour le mercure et de l'attirer ainsi sur ces plaques qu'il décompose. Les bijoux d'or, bagues, colliers, boucles d'oreille produiraient à la longue le même effet.

Nous ne contestons pas, d'une manière absolue, ce nouveau témoignage des courants électriques, mais tout le monde ne peut avoir ni des plaques d'or, ni assez de bijoux pour neutraliser le mercure, et ensuite, quand on souffre le temps presse ; il faut se hâter de guérir, ou assumer sur sa conscience la lourde responsabilité du mal.

Ici, notre traitement dépuratif et tonique, nos pilules produisent des résultats merveilleux par leur promptitude et leur efficacité.

Nous prescrivons les *pilules dépuratives* par jour ; 2 le matin et 2 le soir ; nous recommandons un régime tonique, un exercice modéré ; l'usage des grands bains une fois par semaine ; bains qu'il ne faut prendre ni trop froids ni trop chauds, et dans lesquels on demeurera une heure et demie à deux heures, en ayant soin de maintenir l'eau en équilibre de température avec le corps. Enfin, après chaque repas, on devra prendre une cuillerée à soupe de la préparation suivante :

Rhubarbe de Chine	5 gr.
Racine de Gentiane	5 gr.
Petite centaurée	4 gr.
Chardon béni	4 gr.
Marrube blanc	4 gr.
Vin de Bordeaux	1 lit.

Mêlez le tout ensemble, faites-le macérer pendant six jours, puis, passez, filtrez et conservez dans une bouteille bien bouchée. Une seule bouteille peut suffire.

Quand nous parlons d'un régime tonique, tel qu'il convient de l'appliquer aux cachexies mercurielles, et généralement à toutes les maladies où les humeurs sont viciées et où le parenchyme des organes éprouve un commencement d'altération, il ne faut pas se méprendre sur nos intentions, ni adopter pour régime tonique un régime choisi, formé d'aliments exceptionnels.

Le régime tonique se compose de viandes faites, c'est-à-dire de viandes d'animaux parvenus à leur croissance normale, et cuites de manière à conserver tout le jus qu'elles renferment ; 2° de certains poissons de mer qui contiennent autant de principes nutritifs que la viande ; 3° de fécules, de légumes farineux, préparés au gras ; 4° d'œufs frais ; 5° de bons vins de Bordeaux ou de Bourgogne, selon l'appétence ou la susceptibilité du sujet.

Il s'agit bien moins de manger beaucoup que de bien digérer, et surtout de digérer des aliments que les organes s'assimilent avec promptitude et facilité. Ce n'est pas trop de faire deux repas solides, même trois et quatre si l'on dort peu, si l'on mène une vie active et si l'on digère vite. Il n'existe, à cet égard, aucune règle absolue ; mais en général un repas solide ne suffit pas. On le fait trop copieux et il fatigue les organes chargés de l'élaborer.

La composition des repas, l'ordre dans lequel on les distribue, l'entente de la vie matérielle contribuent, beaucoup plus qu'on ne pense, au succès des remèdes, puisque les remèdes, au lieu de trouver des organes affaiblis, trouvent, au contraire, des organes bien disposés, fonctionnant aussi régulièrement que possible.

VIII.—**Exemple remarquable d'une cachexie mercurielle**

Guérie par notre méthode.

Parmi quelques centaines d'observations que nous avons recueillies avec un soin minutieux, et qui servent d'archives, de base et de point d'appui à notre système de traitement, nous n'avons que l'embarras du choix. Toutes attestent l'excellence des *pilules dépuratives* et l'innocuité absolue de leur emploi. Adolescents, jeunes filles, hommes faits, vieillards, gens irritables ou nerveux, gens mous et phlegmatiques, tempéraments sanguins, ouvriers, hommes du monde, ces pilules conviennent à n'importe qui, et, la cuillerée de préparation que l'on prend à la suite de chaque repas, indépendamment de l'effet spécial qu'elle produit, facilite la digestion.

Au mois de mars de l'année dernière, nous fûmes consulté par un homme, jeune encore, car il n'avait pas plus de quarante ans, qui se plaignait de douleurs générales, d'un tremblement des membres augmentant le soir jusqu'à minuit, de duretés sur les os et d'un état déplorable de la bouche dont presque toutes les dents étaient déchaussées, carriées et branlantes.

Ce malade nous dit avoir gagné une vérole à l'âge de 28 ans, et depuis, par suite de la persistance de quelques symptômes vénériens, avoir subi trois traitements mercuriels auxquels il attribuait bien plus qu'à la vérole, et il avait parfaitement raison, l'état déplorable où nous le voyions réduit.

Plusieurs médecins, même célèbres, lui avaient fait des prescriptions banales qu'on rencontre dans tous les livres ; telles que grands bains salés, douches le long du dos, frictions de pommade camphrée, antispamodiques, bains de mer, etc. Rien ne réussissait ; un traitement nouveau amenait, comme il arrive pour les maladies chroniques, quelque soulagement momentané, mais la cachexie mercurielle reprenait bientôt son empire.

Ce fut dans cet état, après plusieurs années de souffrance, que M. X*** vint me trouver. On lui avait dit, en parlant de moi : « Vous devriez vous adresser à M. Dumont ; il n'en sait peut être pas plus qu'un autre ; on le taxe de charlatanisme par le monde et on lui reproche l'emploi d'une méthode qui lui est propre ; mais c'est précisément parce qu'il ne suit pas les routes battues que j'irais à lui. »

Vis-à-vis d'un homme si malade, j'étais, je l'avoue, dans quelque embarras ; mais pour lui comme pour moi il fallait en sortir, et voici, après y avoir mûrement réfléchi, ce que je lui conseillai.

« Vous êtes si non riche, du moins à l'aise ; vous pouvez vous livrer entièrement aux soins de votre santé ; rien ne s'opposera donc à ce que je vais prescrire. »

— Il me le promit et je continuai :

— « Vous irez habiter la campagne, près d'un bois, loin de la rivière, dans une exposition qui ne soit ni élevée, ni basse, et où il y ait de l'eau de source réputée bonne.

— « Votre logement sera vaste, aéré, commode, mais sans luxe, parce que le faste expose à des écarts d'hygiène qui vous seraient funestes.

— « Vous coucherez sur un lit dur, composé d'une paillasse et d'un seul matelas ; vous n'y reposerez que six heures consécutives, réservant pour l'après midi 2 ou 3 heures de repos, tant que vous en éprouverez le besoin.

— « Chaque matin, vers 5 heures, vous vous rendrez à la fontaine, vous y boirez plusieurs verres d'eau ; puis vous reviendrez chez vous prendre 2 *pilules dépuratives* arrosées d'une nouvelle libation d'eau froide, à la suite de laquelle vous vous envelopperez d'une couverture en flanelle, et vous vous coucherez. Une sueur abondante ne tardera point à se manifester. Vous la respecterez pendant deux heures ; après lesquelles vous vous ferez frictionner vivement, d'abord avec une flanelle sèche, puis avec une flanelle trempée *d'eau hygiénique*. On vous habillera et vous déjeûnerez.

— « Ce repas sera composé d'une côtelette de mouton ou de bœuf cuit à l'anglaise, ou d'une viande de gibier, de quelques pommes de terre cuites à l'eau ; d'une demi bouteille de vin de Bordeaux vieux et d'une demi-tasse de café noir ou de thé.

— « Vingt minutes d'exercice au moins, suivront le repas, c'est obligatoire ; et si vous pouvez, sans fatigue, exécuter une promenade d'une heure et demie à deux heures, sous l'ombre des arbres, vous n'en serez que mieux.

— « En rentrant chez vous, étendez vos membres sur un canapé de soie ; causez ou lisez ; évitez le sommeil. Faites mieux encore, dès que vos forces vous le permettront, occupez-vous à fendre, à scier du bois, à tourner quelque objet de fantaisie.

— « Vers une heure de l'après-midi, reprenez une *pilule dépurative* et soumettez-vous à une nouvelle friction *d'eau hygiénique*, puis abandonnez-vous à une sieste dont la durée sera réglée suivant vos forces.

— « Après la sieste, nouvelle promenade jusqu'à 5 heures.

— « A 5 heures, le dîner, composé d'un potage gras ou maigre avec jaune d'œuf, de viande rôtie, d'un plat de mets farineux, de hors-d'œuvre, de marmelade, de fromage fort et de raisins pour dessert. Vous pourrez vous permettre les deux tiers d'une bouteille de Bordeaux, voir même la bouteille entière, si vous mangez beaucoup, et une demi-tasse de café noir ou de thé.

— « Après le dîner, promenades en plein air, alternant avec des intervalles de repos, jusqu'au moment du coucher du soleil.

— « Vers dix heures, 2 *pilules dépuratives*, 1 litre d'eau froide et des frictions avec l'*eau hygiénique*. »

Cette combinaison heureuse du traitement hydrothérapique avec les remèdes ordinaires que j'emploie, eut pour résultat, au bout de huit jours, de diminuer sensiblement l'agitation convulsive des membres, de raffermir les gencives et d'augmenter les forces.

Un mois s'était à peine écoulé que le malade rendait, par les pores de la peau, des parcelles de mercure vif qui sortaient du parenchyme des organes et de la substance des os.

A la fin du troisième mois, la bouche redevenue saine n'offrait aucune trace d'altération ; les gencives raffermies et les alvéoles solidifiées permettaient au dentiste d'implanter plusieurs dents nouvelles ; les membres ne tremblaient plus et le malade pouvait reprendre ses anciennes occupations.

CHAPITRE PREMIER.

Considérations générales sur la Maladie vénérienne.

La *syphilis*, appelée communément *vérole* ou *maladie vénérienne*, est une affection contagieuse, ordinairement contractée dans des rapports impurs avec une femme de mauvaise vie.

Sydenham a distingué deux espèces de *vérole*, et il faut encore revenir à sa division comme étant la plus simple et la plus rationnelle, savoir : la *vérole générale*, celle où le virus se trouve répandu dans la masse des humeurs ; la *vérole particulière* ou *simple*, celle où le *virus* n'intéresse que les tissus externes et superficiels des parties génitales.

Nous venons de prononcer un mot, le mot *virus*, sur lequel, avant de passer outre, il convient de s'expliquer. L'être idéal qu'il désigne, personne ne l'a vu et pourtant chacun l'admet, car comment expliquerait-on sans lui, l'action invariable d'une matière infectante, transmissible depuis des siècles et donnant naissance constamment à des phénomènes, qui ont diminué sans doute de gravité, mais qui ne sont pas moins identiques les uns aux autres ?

Le virus de la vérole agit comme le virus de la variole, comme le virus de la peste, comme celui de la rage, comme tous ces agens, d'origine inconnue, qui, pénétrant dans le corps, y développent toujours une série de phénomènes caractéristiques.

Il ne faut pas une quantité de virus bien considérable pour déterminer l'infection ni un long temps pour qu'elle se manifeste. Cependant, il n'y a pas de règle fixe à cet égard. La marche, le développement du virus dépendent de sa nature même, plus ou moins mauvaise, du climat, de la saison, du tempérament, de l'âge de l'individu et de beaucoup d'autres circonstances.

L'espèce d'incubation, sous l'influence de laquelle la vérole se développe, peut durer depuis trois jours jusqu'à quinze jours, même davantage. Nous avons vu, notamment dans les pays chauds, la vérole ne se manifester, quelquefois à l'extérieur, que par l'action d'une autre maladie telle que la grippe, la rougeole, la scarlatine, exigeant dès lors un double traitement, celui de l'affection ancienne et celui de l'affection récente.

Par extraordinaire, telle personne éprouvera des symptômes d'infection vénérienne, quelques heures après le contact d'une femme impure ; telle autre, ayant vu la même femme que son camarade, n'attrapera rien, on ne constatera que longtemps après sur elle-même,

des caractères maladifs. Ces caractères va-
rient, quoique émanant d'un foyer unique :
chez celui-ci, survient un simple écoulement :
chez celui-là, un chancre, ou une tumeur des
aînes ; chez un troisième, se développent des
taches à la peau, des dartres d'un genre spécial ; chez un quatrième, des ulcères à la gorge,
aux lèvres, dans les cheveux ; chez un cinquième, existeront une courbature, un sentiment de lassitude, des douleurs vagues, anormales, sans symptôme extérieur..... Tout cela
dérive d'un seul et même principe, du virus
vénérien charrié dans le torrent des humeurs
et de la circulation.

Les deux sexes présentent des dispositions
identiques à contracter la vérole ; mais les
hommes paraissent en souffrir plus que les
femmes ; les septentrionaux plus que les méri-
dionaux ; les individus bilieux et nerveux plus
que les sanguins ; les adultes plus que les
vieillards. Au reste, quelle que soit la constitution du malade atteint de vérole, il ne faut
pas qu'il espère s'en guérir par l'action seule
du temps, de l'exercice et du régime. S'il existe
une affection pour laquelle il faille un traitement spécial, c'est assurément la vérole, et
l'on peut lui appliquer l'adage médical : *Mieux
vaut un remède douleux, incertain, que l'ab-
sence de tout remède.*

Les personnes faibles, lymphatiques, scrofuleuses, dartreuses, scorbutiques ; celles que

menace un commencement de tuberculisation pulmonaire ou abdominale, sont bien plus accessibles que d'autres aux ravages du mal vénérien. Chez elles, les ulcérations de la gorge menacent le larynx et engendrent fréquemment la phthisie de cet organe; chez elles, les écoulements sont opiniâtres, les ulcères baveux et rongeants, quelquefois inguérissables, malgré la médication la plus attentive et la plus habile.

Rien ne saurait être utile comme de pouvoir reconnaître la contagion vénérienne dès qu'elle a lieu, car une maladie constatée à temps, est à moitié guérie. Malheureusement il n'en est pas toujours ainsi. D'une part, les individus atteints s'abusent, se leurent d'espérances chimériques et ne tiennent pas assez compte des symptômes, souvent fugitifs, qu'ils observent; d'autre part, une fausse honte les retient, surtout les femmes, sans songer que le confessionnal du médecin est aussi secret que le confessionnal du prêtre.

Soit qu'on ait eu un rapprochement sexuel avec une personne suspecte, soit qu'on l'ait embrassée sur la bouche, qu'on ait respiré son haleine, bu dans le même vase, mangé avec la même cuillère, car le virus se transmet souvent par le moindre contact, voici, en général, les signes auxquels on peut reconnaître l'infection vénérienne :

Courbature générale, somnolence, inappétence pour les aliments, recherche de boissons fortes ou acidulées, crachottement continuel, envies fréquentes d'uriner, fièvre éphémère se manifestant surtout le soir ; quelques sueurs nocturnes.

Quelquefois, la fièvre prend de l'intensité, les yeux se cavent et présentent un cercle noirâtre ; on mouche davantage, les selles se dérangent ; on ressent des douleurs articulaires, la paume des mains devient chaude, on éprouve de la tristesse, du dégoût pour le travail... Un symptôme caractéristique survenant, aucun doute n'est permis sur la nature du mal et sur l'urgence d'y appliquer promptement des remèdes.

Une fois introduit dans l'économie animale, charrié par la circulation, mêlé aux humeurs, le virus vénérien exerce des ravages incessants ; il ne laisse à sa victime ni trève, ni merci ; il attaque successivement toutes les surfaces muqueuses, puis les cartilages, puis le périoste, puis les os qu'il exfolie, qu'il rend mous et friables comme la cire ; il détermine la dégénérescence des glandes des aînes, des aisselles, du cou et du ventre, la suppuration des paupières, des tintements d'oreille insupportables, la surdité, la perte de la voix...

Lorsque le mal a jeté de profondes racines, les organes sexuels tombent dans un état d'impuissance, le visage devient pâle et livide, des symptômes de jaunisse et d'hydropisie se manifestent, la vue s'affaiblit, les cheveux tombent, les ongles s'altèrent ; les digestions n'ont plus lieu régulièrement, une toux persistante, une salivation copieuse, indiquent que le poumon s'altère.

Les femmes éprouvent des symptômes propres à leur sexe : règles immodérées ou nulles, flueurs blanches âcres, jaunes, verdâtres et quelquefois brunes, sanguinolentes ; disposition à l'avortement si elles sont enceintes, à la stérilité si elles ne le sont pas ; mise au monde d'enfants corrompus, couverts d'ulcères ou de dartres qu'on ne peut presque jamais guérir.

Même après un traitement rationnel, après une guérison en apparence radicale, beaucoup d'hommes et de femmes n'engendrent que des êtres chétifs, scrofuleux, rachitiques, qui meurent prématurément d'affections pulmonaires après avoir traîné une misérable existence. Le cinquième de la population des grandes villes succombe de cette manière.

Chez les femmes non traitées ou non guéries d'une maladie vénérienne, les souffrances se font principalement sentir à l'époque de leur retour. Les ulcères du col de la matrice, les cancers au sein, la manie hystérique, les abcès, les squires du bas-ventre ne reconnaissent que trop souvent, pour origine, une maladie vénérienne ignorée, méconnue ou mal soignée.

Il est une classe d'êtres, bien dignes de sollicitude, d'intérêt et de pitié, les enfants à la mamelle, qui contractent, par la lactation, une maladie vénérienne d'autant plus opiniâtre qu'elle s'insinue avec le lait dans leurs organes délicats et qu'on ne la reconnaît généralement qu'après qu'elle a exercé d'épouvantables ravages.

La crainte de résultats si affreux a fait préférer, dans les villes populeuses, l'allaitement artificiel à l'allaitement naturel; mais une police prévoyante, attentive ne pourrait-elle rendre aux mères leur sécurité et les ramener au vœu de la nature?

Maintes fois il nous est arrivé, surtout dans les classes opulentes et riches de la société, d'être appelé pour soigner des enfants nouveaunés qui présentaient, sans que les parents s'en doutassent, tous les caractères d'une infection vénérienne. La tenaient-ils de la nourrice ou des parents? Examen délicat, difficile, qu'on ne peut souvent révéler à ceux mêmes qui en sont l'objet, car d'une imprudence pourrait naître la séparation d'un couple bien uni, surtout si l'infection vient de la mère.

Dans un tel état de choses, il faut que le traitement soit mystérieux, qu'il ne laisse rien soupçonner de ce qui existe et qu'on l'impute à telle ou telle maladie imaginaire.

Eh! bien, nul traitement mieux que le nôtre, qui s'adapte à tant d'autres affections, ne sera plus efficace, plus commode et plus discret. On n'aura pas à craindre de compromettre, par des remèdes dangereux et perturbateurs, la constitution des malades, d'autant plus délicats qu'ils sont plus jeunes ; on pourra, en cas d'insuccès ou de rechute, réitérer le traitement : et s'il n'est que prophylactique, si l'on ne le prescrit que par simple mesure de précaution, on n'hésitera pas d'employer des moyens à la suite desquels ne se produit aucun accident.

L'*Eau hygiénique* et les *Pilules dépuratives*, secondées des tisanes et du régime, que je prescris, forment donc une base essentielle de médecine morale, puisque l'on rassure l'imagination alarmée, sans laisser soupçonner la cause du désordre qui existe ou que l'on redoute.

Le comte B...., riche héritier de l'un des plus grands noms de l'ancien Empire, avait mené une jeunesse passablement échevelée, fréquentant des femmes suspectes, et vivant, avec ses amis, au milieu de ce demi-monde où l'on ruine sa bourse et sa santé. A vingt-sept ans, blasé sur tous les plaisirs, le comte B..... n'entrevoyait plus d'autre bonheur qu'un bonheur d'intérieur avec une femme légitime. Il trouva l'objet qu'il cherchait ; il renonça sans efforts aux vaines jouissances dont il s'était nourri, et vécut de cette vie maritale d'autant plus fortunée qu'on sait mieux fermer ses portes, fermer ses fenêtres et cacher son amour.

En se mariant, le comte B..... s'était cru

très-sain et radicalement guéri de certaine vérole dont naguère l'avait soigné Ricord. Fut-il
en effet, guéri, ou contracta-t-il une infection
nouvelle? On ne le sait.

Ce que je sais, moi, c'est qu'un matin, il
sonne à ma porte, me montre, tout ému, la
chemise d'une femme tachée d'écoulement
verdâtre et me demande si ce sont des flueurs
blanches; s'il n'y a là rien de vénérien.

Les flueurs blanches, répondis-je, n'ont
guère cet aspect, je croirais plutôt à une *vagi-
nite vénérienne*, et encore n'oserais-je affirmer
le fait si vous ne m'éclairez sur quelques circonstances.

Le comte me dit alors qu'il avait lui-même
un écoulement, et de plus un bubon à l'aîne
gauche; qu'il n'avait, depuis trois mois, vu
d'autre femme que sa maîtresse (il ne s'avoua
point marié) et que cette maîtresse, dont il
possédait les prémices, n'avait quitté, depuis
lors qu'avec lui, son appartement et son
château.

Eh! bien, répliquais-je, c'est une vérole qui
vient de vous, que vous avez communiquée, et
qu'il faut soigner en partie double.

Vous me pétrifiez, docteur... mais comment
faire; comment ne pas divulguer une chose qui
va me brouiller avec ma maîtresse, qui lui ins-
pirera des doutes, des craintes, et qui lui sug-
gérera peut-être l'idée d'aller consulter quel-

que autre médecin moins scrupuleux, moins discret que vous?.....

La chose me paraît toute simple. Ecrivez-moi, sans vous nommer; précisez bien l'affection de madame et priez-moi de vous répondre poste restante. Je vous indiquerai, pour madame, un traitement des plus faciles, des moins répulsifs, et, pour le faire accepter sans répugnance, je le ferai suivre d'un charmant voyage aux eaux d'Ems que je poserai d'avance en perspective.

Tout s'exécuta comme je l'avais proposé; Madame prit de mes pilules dépuratives pendant un mois; elle s'injecta matin et soir avec mon eau hygiénique, son mari en fit autant et six semaines après, ils allaient à Ems, parfaitement guéris, sans que Madame se soit jamais doutée qu'elle avait reçu la vérole en cadeau de noce.

CHAPITRE II.

De la Gonorrhée ou Blennorrhagie,

Désignée aussi sous le nom

de *Chaudepisse, Catarrhe de l'Urèthre, Uréthrite syphilitique, Échauffement*, etc., etc.

Gonorrhée récente ou aiguë.

Cette maladie, la plus commune, la moins dangereuse en apparence de toutes celles qui résultent des rapports impurs de l'homme avec la femme, est peut-être la plus traîtresse, la plus à craindre, en raison même de la bénignité trompeuse dont elle s'accompagne. Elle a pour caractères ou symptômes, l'écoulement par la verge de l'homme ou le vagin de la femme, d'un liquide épais, glaireux, blanchâtre ou verdâtre, accompagné de chaleur et de cuisson le long du canal, surtout au moment de l'émission des urines.

C'est ordinairement du deuxième jour au huitième, après le coït, que se montre l'écoulement. Des titillations ou démangeaisons le précédent; des érections nocturnes l'accompagnent. Quelquefois un mois se passe sans que l'écoulement ait lieu; mais la maladie n'en est pas moins vive. Quelquefois aussi aucun écoulement ne se manifeste, et alors le canal n'en est que plus irrité; la souffrance générale du malade n'en est que plus grande.

Gonorrhée bénigne.

Quand la gonorrhée est bénigne, indolente, simple et régulière, elle n'occasionne ni cuissons, ni érections, ni douleurs. On ne soupçonnerait pas son existence si l'écoulement ne tachait le linge. C'est celle qui suit l'abus de la bierre forte, l'échauffement exagéré dans les rapports sexuels, le concours de vices dartreux, d'humeurs àcres, l'action du sang des règles, l'influence d'irritations antérieures fixées aux parties sexuelles. On se demande encore si cette espèce de gonorrhée est vénérienne ou dépendante d'un virus. Nous ne le pensons pas, car des soins de propreté, du repos, un bain la guérissent. Mais comme chacun ne peut apprécier cette bénignité, il est toujours prudent de faire usage des procédés que nous indiquons, car c'est le moyen de guérir plus vite et d'éviter l'envahissement de l'économie par la maladie.

Gonorrhée ordinaire.

La gonorrhée ordinaire présente une douleur vive le long du canal; de la difficulté d'uriner, l'urine sortant goutte à goutte, quelquefois entremêlée de sang ; des douleurs aux aînes, aux reins, même aux articulations ; des érections presques continuelles, surtout la nuit, et, parfois des hémorrhagies provenant tantôt du suintement de la membrane muqueuse qui tapisse le canal de la verge, tantôt du col de la vessie.

Il est une autre espèce de gonorrhée, dite chaude-pisse bâtarde, cousine germaine de la précédente : au lieu d'avoir son siége dans le canal, elle intéresse la muqueuse qui tapisse le gland et la peau dont le gland se trouve enveloppé. Un suintement blanchâtre, jaunâtre ou verdâtre la caractérise comme l'autre gonorrhée, mais elle est moins douloureuse et plus facilement guérissable parcequ'elle est accessible.

Traitement.

Si l'inflammation du canal n'a pas grande intensité, si la douleur est supportable et qu'il n'y ait ni fièvre, ni chaleur à la peau, ni d'autres accidents graves, il suffira que le malade prenne quatre *pilules dépuratives* par jour, 2 le matin, 2 le soir. Il s'abreuvera d'eau simple mêlée à du sirop de gomme, de guimauve ou d'orgeat ; il prendra un grand bain d'une heure tous les deux jours.

En cas d'inflammation vive, il faudra donner 6 pilules par jour, 2 le matin, 2 à midi, 2 le soir, réitérer les bains tous les jours, appliquer autour de la verge des cataplasmes de pain bien bouilli, ou mieux encore de farine de guimauve délayée dans une décoction de pavot et de racine de grande consoude ; cataplasmes qu'on renouvellera chaque six heures au moins.

On coupera l'*eau hygiénique* avec deux tiers d'eau ordinaire, et l'on s'en servira pour injecter trois fois par jour le canal de la verge ou le vagin, jusqu'à ce que l'inflammation ait cédé. Alors on ne coupera l'eau hygiénique que de moitié son poids d'eau, puis ensuite on ne la coupera pas du tout. Pure, elle deviendra plus résolutive, plus sédative. En général, les femmes supportent mieux que les hommes cette *eau hygiénique*, car, dans le cas d'inflammation du vagin, on ne la coupe jamais pour elles que de moitié d'eau simple.

Au fur et à mesure qu'on approchera du terme de la maladie, on diminuera le nombre des injections et celui des pilules.

Dans le cours du traitement, le malade se purgera trois fois, en ayant soin de ne se purger, une première fois, qu'après la cessation des symptômes les plus aigus d'inflammation du canal, c'est-à-dire le 2e ou le 3e jour.

Toute espèce de purgatif qui aurait déjà réussi au malade serait acceptable, excepté les drastiques tels que, aloès, jalap, gomme gutte, élixir de longue vie, eau-de-vie allemande et toute espèce de pilules purgatives.

A tous les purgatifs, nous préférons celui-ci :

Tartrate de potasse et de soude   20 grammes.
Limonade au citron   1 bouteille.

A prendre le matin à jeun, en trois fois, de 20 minutes en 20 minutes.

Si la dose ne suffit pas, il faut l'augmenter immédiatement, car rien n'irrite comme un purgatif qui n'amène aucun résultat.

Rechutes.

La gonorrhée est sujette à des retours. On la voit revenir spontanément, sans cause appréciable, même longtemps après une guérison qu'on croyait radicale. Plus souvent, des excès de boisson, de fatigue, de coït, la font renaître. N'hésitez jamais dès lors de revenir à nos *pilules dépuratives* et à notre *eau hygiénique*.

Gonorrhée ancienne ou chronique.

La gonorrhée chronique est celle dont l'écoulement persiste après que les symptômes inflammatoires ont disparu. Epaisse, ordinairement blanche, la matière purulente qui suinte de la muqueuse uréthrale et de la muqueuse vaginale, offre une sécrétion continue, des mois entiers, des années entières. Quelquefois l'écoulement cesse pour reprendre ensuite ; souvent il se borne à une goutelette le matin.

Cette disposition fâcheuse vient-elle d'un état d'atonie de la muqueuse, ou de l'ulcération d'une de ses parties? Faut-il y voir l'influence persistante d'un virus ou seulement l'empire de l'habitude? Quoi qu'il en soit, la gonorrhée chronique amène de fâcheuses conséquences. Elle compromet, use, annihile les facultés génératrices : elle détermine une réaction fatale sur la moelle épinière; elle transmet aux enfants nés de personnes atteintes de ce mal, des dartres, des dispositions au rachitisme, aux écrouelles, à la phthysie pulmonaire.

Traitement.

Le traitement de la gonorrhée chronique ne diffère pas de celui de la gonorrhée aiguë, mais le régime ne saurait être le même. Dans la gonorrhée chronique, il faut un régime fortifiant, l'usage du vin de Bordeaux, des ferrugineux, de certaines eaux minérales toniques. Notre *eau hygiénique* et nos *pilules* sont indiquées et presque toujours efficaces.

Dans les cas simples, nul doute qu'une personne intelligente pourra se soigner elle-même ou n'avoir recours au médecin qu'à de rares intervalles ; mais qu'une fausse honte ou des raisons d'économie ne la retiennent pas ; souvent un caractère maladif auquel on n'attache point d'importance en a beaucoup ; souvent l'œil exercé de l'homme de l'art voit ce dont vous ne vous doutez pas et arrête de fâcheuses complications.

La gonorrhée chronique comme la gonorrhée aiguë, le simple échauffement du canal comme sa secrétion purulente, exigent un suspensoir. Faute de ce bandage protecteur, il arrive souvent que *la chaude-pisse tombe dans les bourses*, c'est-à-dire que les testicules se tuméfient et que l'écoulement cesse pour reparaître quand les testicules reprennent leur condition normale.

OBSERVATION

d'Uréthrite chronique compliquée.

Un homme de trente-sept ans avait eu cinq gonorrhées. Etait-ce la même reproduite quatre fois différentes ; ou bien, ce qui est plus probable, était-ce le résultat de cinq infections distinctes ? Je l'ignore. Là ne réside point l'importance de la question.

Quand ce malade vint me trouver, au mois de mars de l'année dernière, il traînait depuis sept mois, de consultation en consultation, de cabinet médical en cabinet médical, de pharmacie en pharmacie, son écoulement rebelle. Les purgatifs de toute nature, copahu, cubèbe, pilules allemandes l'avaient épuisé ; il ne digérait qu'avec peine et, au moindre écart de régime, des borborygmes, des coliques, de la diarrhée survenaient. Sa maigreur faisait peine à voir ; sa démoralisation inspirait plus de pitié encore que sa maigreur.

Monsieur, lui dis-je, dans l'état de délabrement où vous vous trouvez, je me garderai bien d'essayer n'importe quel remède actif. Vous allez, pendant six semaines, suivre un régime tonique, composé de viandes rôties, de fécules et de vin de Bordeaux ; vous prendrez tous les jours un bain alcalin, vous vous ferez frictionner la peau, matin et soir, avec une solution ammoniacale, pour y ramener de l'énergie et régulariser la circulation ; vous vous promènerez matin et soir au grand air et vous reviendrez me trouver, pour que j'entreprenne la cure de votre écoulement vénérien.

Le malade, au jour convenu, se représente à mon cabinet, tellement refait que je ne le reconnus point. Il n'avait plus de flatuosités, de diarrhée, de coliques, de renvois acides, de ballonnement du ventre, d'insomnies ; il ne se plaignait que de la gonorrhée, qui l'incommodait sans être douloureuse.

Je lui prescrivis mes pilules, mes injections d'eau hygiénique, et, en moins de six semaines, il s'en allait guéri radicalement.

CHAPITRE III.

De l'Orchite, ou de la Chaudepisse tombée dans les bourses.

En deux mots, nous définirons l'orchite : ce n'est pas autre chose qu'une inflammation de l'un des testicules, et le plus souvent du testicule gauche. La glande acquiert un gonflement quelquefois très considérable, et toujours très douloureux. Souvent aussi l'inflammation passe d'un testicule à l'autre et revient à celui qu'elle avait d'abord quitté. Nous avons vu, rarement il est vrai, des orchites suivies de gangrène qui dénudait tout à fait la glande. Nous avons vu plus fréquemment, des orchites chroniques amener la dégénérescence cancéreuse de l'organe, même chez de jeunes sujets, et nécessiter une cruelle ablation.

Les causes de l'orchite, quand une gonorrhée la précède, sont le poids et l'oscillation des testicules, une fatigue, une longue marche, un coup, une chute, une pression forte des cordons spermatiques ou des bourses, des secousses déterminées par le trot d'un cheval, un froissement, une sueur répercutée, et, par dessus tout, certaines dispositions individuelles qu'on ignore.

Traitement.

Il ne diffère pas du traitement de la gonorrhée : même emploi des *pilules ;* purgatif tous
les dix jours ; tisane de citron dans laquelle
on fait dissoudre 20 grammes de crême de
tartre et 1 gramme de nitrate de potasse, par
litre de liquide ; application, sur les testicules,
du cataplasme résolutif ci-dessous.

Cataplasme résolutif.

Prenez : — Poudre de guimauve . . . 60 gr.
        Id. de sel ammoniaque 2 gr.
        Farine de graines de lin . 10 gr.
        Pommade camphrée . . . 10 gr.
        Onguent populéum. . . . 10 gr.
Décoction de pavot et de racine de consoude,
quantité suffisante ; mêlez en consistance de
cataplasme.

Il y a des orchites, ou gonflements des testicules, appelés *traumatiques*, qui ne sont pas
du tout vénériennes, qui dépendent d'un coup,
d'une chute, d'un vice quelconque, d'une grande
fatigue ; il y a aussi des hernies qui simulent
l'orchite et qui exigent, au lieu de traitement,
un bandage.

Dans le doute, n'hésitez-donc jamais de
consulter un médecin et ne vous exposez point
à l'application d'une cure anti-vénérienne sans
objet.

CHAPITRE IV.

De l'Ophtalmie vénérienne ou Inflam-
mation purulente des Yeux.

Cette maladie, l'une des plus graves qui atteignent les personnes infectées du virus syphilitique, se développe ordinairement par le contact de certaine quantité de matière purulente secrétée par la verge ou le vagin, soit qu'on ait frotté les yeux du bout du doigt, après s'être pansé; soit qu'on ait porté sur ces organes un linge ou un liquide infectés de la matière écoulée d'un chancre, d'un bubon ou d'une uréthrite. L'impression brusque du froid, la propension aux congestions du cerveau, à l'irritation des yeux déterminent également l'ophtalmie vénérienne, surtout quand la gonorrhée diminue ou s'arrête d'une manière spontanée.

Au début de l'ophtalmie vénérienne, les yeux se gonflent et rougissent, la lumière devient insupportable. Au troisième ou quatrième jour, du bord libre des paupières suinte une matière purulente, jaune ou verdâtre, quelquefois très copieuse.

Il y a urgence de combattre ces accidents, car nous avons vu souvent un œil et même les deux yeux se vider en peu de jours, et le malade devenir aveugle.

Traitement.

Il faut prendre, dans les proportions indiquées ci-dessus, les *pilules dépuratives*; bassiner les yeux, quatre fois par jour, avec l'*Eau hygiénique* coupée de moitié d'eau ordinaire; appliquer des cataplasme émolliens et purger tous les deux jours avec les substances suivantes :

Scammonée d'Alep.......... 0,60

Rhubarbe.... 0,30

Aloès hép...................... 0,10

Sucre pulvérisé.............. 0, 2

Ce mélange doit être pris en une seule fois. On boira de la tisane de saponaire ou de douce-amer; on mangera peu; on ne mangera même pas du tout s'il y a de la fièvre et de vives douleurs de tête; on tàchera de ramener ou d'activer l'écoulement des parties sexuelles, en les titillant avec des bougies de gomme élastique, et en y pratiquant des injections stimulantes.

Ici, le concours d'un homme habile est indispensablement nécessaire. Il importe que l'ophtalmie vénérienne soit suivie d'heure en heure, de minute en minute, et si nous indiquons un traitement général, pour une chose qui exige tant d'attention, c'est comme simple donnée, simple avis. Toute la sagacité d'un praticien instruit, toute la philantropie d'un vrai chrétien doivent se réunir pour sauver le malade du péril imminent qui le menace.

Lorsqu'après la cessation des symptômes d'inflammation aiguë et de suppuration, le blanc de l'œil présente des taies ou taches et de la rougeur ; lorsque les paupières demeurent gonflées, ulcérées, il faut insister sur l'usage des purgatifs, établir un exutoire à la peau et quelquefois promener, sur les parties malades, soit la pierre infernale, soit un caustique liquide.

CHAPITRE V.

Des Chancres ou Ulcères vénériens.

A nos yeux, le *chancre* et l'*ulcère* vénériens
ne diffèrent pas l'un de l'autre, quant à la si-
gnification maladive; une profondeur de plaie
plus ou moins considérable nous importe peu.
Ce qui nous préoccupe davantage, c'est la consistance des bords et du fond de la plaie.

Dans ces derniers temps, les pathologistes
ont distingué, avec raison, le chancre simple
ou mou du chancre induré, ce dernier révélant
toujours une infection, sinon ancienne, du
moins profonde, et indiquant la nécessité d'un
traitement plus prolongé et plus sévère.

Les chancres affectent de préférence le
gland, l'intérieur du prépuce, le canal de l'u-
rèthre, les grandes lèvres, la bouche, les mamelons. Parfois, on en découvre à l'anus, aux
bourses, aux aînes, aux aisselles, aux yeux,
entre les doigts et les orteils, sur tous les
points enfin où une transpiration abondante
humecte la peau.

Chancres simples.

Les chancres se manifestent ordinairement
par de petites taches rougeâtres, inflamma-

toires, accompagnées de démangeaisons insupportables pendant quelques jours , puis de
moins en moins sensibles les jours suivants.
Le centre des surfaces ulcérées s'élève légèrement, devient d'un blanc grisâtre, transpa-
rent, vésiculeux , et laisse échapper une matière *sui generis*, roussâtre , corrosive, qui
communiquerait le mal dès qu'elle serait mise
en contact avec une membrane muqueuse.

Chancres indurés.

Quand la circonférence du point ulcéré se
durcit , c'est un témoignage de chronicité.
L'induration a lieu plus ou moins vite, selon le
tempérament de la personne et la nature du
virus ; bien souvent, quelques jours suffisent
pour amener ce résultat. Alors, du point cen-
tral qui se creuse, suinte une matière fétide,
purulente, éminemment contagieuse. Longtemps encore après que cette sécrétion a cessé,
l'induration persiste.

Chancres profonds ou malins.

On voit des chancres ronger rapidement les
parties qu'ils affectent, s'attaquer au périoste,
tissu protecteur des surfaces osseuses, carier
les os eux-mêmes, et nécessiter des opérations
douloureuses. Lorsque de semblables chancres,
empreints d'un virus des plus pernicieux, ont
leur siége au voile du palais, aux fosses na-

sales, les tablettes osseuses de ces organes ne tardent pas à s'exfolier, des ravages prompts, irremédiables se manifestent, les malades perdent le goût, l'odorat, et acquièrent de repoussantes difformités. Lorsque le larynx est compromis, une phthysie laryngée ne manque jamais de s'en suivre ; lorsque ce sont les amygdales, la langue, les lèvres, etc., on en perd ordinairement une partie, et l'on ne sauve le reste que par un traitement des plus actifs et par des cautérisations. Encore les cautérisations donnent-elles quelquefois au mal un nouveau degré d'acuité.

Traitement.

Il faut prendre immédiatement au moins *4 pilules dépuratives* par jour : appliquer sur les ulcères une petite compresse de charpie imbibée avec l'eau hygiénique, et s'il y a de l'inflammation, administrer plusieurs bains locaux d'une durée de 20 minutes ; lesquels bains seront préparés avec une décoction de racine de consoude et de pavot, décoction à laquelle on mêlera une cuillère à soupe environ de l'*Eau hygiénique*. Des cataplasmes, indiqués plus haut, renouvelés chaque 6 heures, exerceront aussi une action efficace. On se purgera tous les 6 jours avec une bouteille d'*Eau de Sedlitz*. Les grands bains calmeront l'agitation nerveuse des malades, mais il ne faudra point les prendre le jour de la médecine, ni les réitérer souvent, surtout si le sujet est faible, lymphatique, et si le chancre présente un aspect brunâtre, livide, qui indique un manque de vitalité. Dans ces cas de cachexie lymphatique et scrofuleuse, nous nous sommes toujours bien trouvé d'associer les ferrugineux à notre traitement, et d'insister sur un régime essentiellement réparateur : viandes rôties, vins de Bordeaux et de Bourgogne, etc., etc.

La cachexie lymphatique et scrofuleuse est une des plus graves complications de la vérole. On ne s'en doute pas, attendu que, pendant longtemps, on en souffre à peine ; mais quand les douleurs surviennent, le mal présente déjà un caractère très-sérieux.

C'est pour cela qu'il ne faut pas s'endormir dans une sécurité trompeuse. Si l'on ne peut voir souvent un médecin, écrivez-lui d'une manière nette et claire ; détaillez bien vos moindres sensations, vos symptômes les plus fugitifs, et suivez ponctuellement ses conseils. Comment avoir la prétention de se diriger soi-même dans certains cas où les plus savants médecins consultent leurs confrères

CHAPITRE VI.

Du Phimosis et du Paraphimosis.

Quelquefois les chancres, développés autour du gland ou au frein de la verge, secrètent une humeur tellement âcre; quelquefois l'écoulement blennorrhagique du canal, s'accompagne d'une irritation si vive, que la peau qui couvre le gland, appelée *prépuce*, s'enflamme et cause un étranglement, soit de l'extrémité de cette coiffe flexible, c'est ce qu'on appelle *phimosis;* soit de la partie qui enserre la base du gland, c'est ce qu'on appelle *paraphimosis*.

Le *phimosis*, bien que souvent douloureux, n'offre pas grand danger, car on peut toujours y pratiquer un débridement qui le fait cesser; mais il n'en est pas de même du *paraphimosis* qui, ceignant vivement le gland à sa base, empêche de caloter et détermine une tumeur inflammatoire des plus douloureuse, fréquemment suivie de gangrène.

Les cataplasmes ordinaires, les bains locaux, même les sangsues, à moins d'en appliquer une quantité considérable, seraient de petits moyens. C'est ici que notre *Eau hygiénique*, coupée d'eau, selon le degré des accidents inflammatoires, fera merveille. On l'emploiera

par application extérieure de 6 heures en 6 heures, et par injections. Mais on ne devra renoncer pour cela, ni aux grands bains longtemps
prolongés, ni aux saignées locales avec la
pointe de la lancette, et avec des sangsues po-
sées à la racine de la verge ainsi qu'au périnée.
Il importe aussi d'insister sur l'administration
du camphre, soit en pilules, soit en potion,
pour combattre les érections, si fréquentes et
si pénibles, qui accompagnent l'état d'irritation
de la verge.

S'il arrivait que la gangrène du prépuce ou
du gland se manifestât, ce serait une raison
de plus pour insister sur les applications et les
injections de l'*Eau hyyiénique,* car elle borne-
rait promptement la gangrène et développerait
dans les chairs, la vitalité qu'exige la guérison des plaies. Mais ici, le malade ne manquera
jamais d'invoquer la présence, le concours
actif du médecin qui, s'il adopte notre méthode,
et nous le lui conseillons, saura l'appliquer
avec succès.

Pendant la période de suppuration et de cicatrisation, comme le corps a besoin d'être
fortifié, revivifié, c'est le cas de recourir aux
Pilules dépuratives, et d'opérer des lotions
avec l'*Eau hygiénique.*

CHAPITRE VII.

Des Accidents qui résultent de la suppression trop brusque d'un Écoulement vénérien.

Autant il y aurait d'inconvénient à laisser se perpétuer un écoulement blennorrhagique par la verge ou par le vagin, car une maladie de la moelle épinière peut en être la triste conséquence, autant il serait imprudent d'arrêter tout à coup, sans mesures préparatoires, un écoulement de cette nature.

La règle prescrit, et ici la règle se conforme à l'expérience, d'abandonner à elle-même, pendant au moins 10 jours, une gonorrhée vénérienne, de n'employer d'abord contre elle que des moyens émollients, délayants, et de n'arriver au traitement perturbateur, au choc du champ de bataille, qu'après s'être assuré des bonnes dispositions du terrain. Nous disons, nous, ne recourez jamais aux injections astringentes, aux cautérisations, à tous les procédés violents qui ébranlent l'économie et dénaturent la partie. Avec notre méthode, vous n'en aurez jamais besoin, et vous ne serez exposé à aucun danger.

Quand un écoulement blennorrhagique par

la verge cesse trop tôt, divers accidents peuvent avoir lieu ; les articulations sont prises d'irritation ; elles se tuméfient, deviennent rouges, douloureuses, et perdent toute espèce d'élasticité ; chez les hommes, ce sont surtout les genoux qu'atteint la métastase ; chez les femmes, ce sont les hanches. Les articulations des coudes, des pieds, des mains, lui échappent.

D'autres fois, le produit de l'infection vénérienne se transporte instantanément des organes sexuels à la membrane qui tapise le nez et la gorge, et y détermine une sécrétion identique ; ou bien on voit éclater d'énormes dartres, des congestions au cerveau, des apoplexies, des paralysies, etc.

Pour que d'aussi tristes désordres aient lieu, il suffit d'un refroidissement, d'une impression d'humidité, d'un coup, d'une chute, d'une affection morale, d'une fatigue physique ou intellectuelle ; à plus forte raison si l'on a négligé ou mal soigné la gonorrhée.

Traitement.

Dans les cas de gonflements articulaires, il faudra couvrir la partie tuméfiée de cataplasmes arrosés avec l'*eau hygiénique;* prendre en même temps les *pilules résolutives* et se purger tous les quatre jours avec la limonade tartrique du codex.

Contre les dartres, on dirigera le même mode de traitement, à cette différence près, qu'au lieu de cataplasmes on opérera des lotions avec l'*Eau hygiénique.*

Si c'est la bouche ou la gorge qui est devenue le siége d'une sécrétion purulente, on prescrira des gargarismes préparés avec la décoction de grande consoude et d'écorce de tilleul, dans laquelle on dissolvera une petite quantité de miel ordinaire. Mais on insistera principalement sur l'emploi des *pilules résolutives ;* on réitérera, quatre fois dans les 24 heures, l'application, au pinceau, de l'*eau hygiénique* concentrée, et l'on purgera : tout ceci, sans préjudice des procédés de titillation, des bougies irritantes, des injections, à l'aide desquelles on surexcitera les parties où l'écoulement a discontinué.

C'est encore un cas sérieux, dans le traitement duquel il faut l'action directe et journalière du médecin ; car, instantanément la matière purulente peut se porter vers d'autres organes, produire des *métastases vénériennes,* causer la *cécité,* la *surdité,* l'*aphonie.* Il suffit d'un premier déplacement pour inspirer de grandes inquiétudes.

CHAPITRE VIII.

De l'Écoulement vénérien de l'Anus.

L'homme aussi bien que la femme peut être affecté d'un écoulement vénérien par l'anus. Nous avons même vu deux fois cet écoulement alterner avec la gonorrhée, dont il ne diffère point quant aux symptômes.

L'écoulement vénérien par l'anus accuse une infection ancienne mal soignée ou mal guérie. C'est donc toujours le témoignage d'un état grave qu'il faut soigner avec beaucoup d'attention ; à moins que cet écoulement, je répugne de le dire, ait été contracté d'une manière directe, par des approches que condamnent la morale, la religion de tous les peuples et qui sont très fréquentes aujourd'hui. Auquel cas l'écoulement par l'anus ne diffère point de l'écoulement blennorrhagique.

Très souvent l'écoulement de l'anus s'accompagne d'ulcérations, de fissures superficielles ou profondes, de végétations, etc., toutes choses auxquelles on applique des moyens locaux appropriés, sans préjudice des moyens généraux.

Traitement.

Usage des *pilules dépuratives*, de la même manière que dans la gonorrhée ; lotions et injections avec l'*eau hygiénique*. Les lotions exigent l'eau hygiénique pure, sans mélange d'eau, à moins que l'inflammation soit vive. Les injections, même avec une addition d'eau mesurée d'après le degré de sensibilité de l'organe malade, offriraient des inconvéniens. Il ne faut pas y recourir, mais leur préférer celles indiquées plus loin.

Indépendamment de ces moyens, le malade ne négligera ni les bains d'eau de son, ni les purgatifs. Un bain tous les jours, un purgatif tous les quatre jours conviennent dans le plus grand nombre des cas. Quelquefois, on se trouvera bien d'alterner les injections faites d'une décoction de racine de consoude et celles d'une décoction de feuilles d'aigremoine, avec addition de quelques cuillerées d'*Eau hygiénique*.

Quant au choix du purgatif, nous proscrivons absolument l'aloès et les préparations aloétiques ; nous préférons à tout autre un purgatif liquide, agissant sur l'ensemble [du tube intestinal et nous conseillons la limonade tartrique.

Les écoulements par l'anus sont bien souvent d'une grande ténacité. Quand ils coïncident avec l'existence d'hémorroïdes, et ce n'est que trop ordinaire, il faut soigner d'abord l'écoulement et ne s'occuper des hémorroïdes qu'après, malgré la douleur dont elles s'accompagnent. On peut toutefois appliquer des sangsues à la marge de l'anus ; l'inflammation de la partie malade, quelle qu'en soit la cause, deviendra moins intense et la douleur plus supportable. Les bains de siége froids, qui réussissent ordinairement si bien contre les hémorroïdes, exposeraient le malade à une suppression soudaine de l'écoulement et aux désordres qui en deviennent la suite : douleurs articulaires, gonflement des aines, congestions à la tête, angines, otites et ophtalmies vénériennes, dartres rebelles, etc., etc.

Quand un écoulement par l'anus a persisté longtemps, on voit souvent des ulcères, des végétations garnir l'ouverture extérieure du canal et se prolonger très haut ; on les voit aussi mêlés de telle sorte à des paquets d'hémorroïdes qu'un œil qui ne serait pas bien exercé pourrait se méprendre sur la nature du mal et n'y point reconnaître l'infection purulente de la vérole.

Les hommes et les femmes qui sont replets, les femmes surtout, ceux ou celles qui ont des hémorroïdes internes, qui éprouvent des constipations habituelles, pour des causes indépendantes de la maladie vénérienne, se trouvent très sujets aux écoulements ainsi qu'aux fissures de l'anus.

Un sentiment de pudeur de la part des malades, un sentiment de retenue de la part du médecin, fait souvent qu'on n'examine point les parties lésées; et c'est une grande faute, car des ulcères rongeurs, même des cancers peuvent en être la triste conséquence.

L'année dernière, à l'époque des plus grandes chaleurs de l'été, une femme de 42 ans, ne pouvant plus supporter des douleurs lancinantes que la température atmosphérique accroissait chaque jour, vient me trouver, et se jetant presque à mes genoux, me conjure de la délivrer d'un mal qui cause le tourment de sa vie et qui ne lui laisse de repos ni le jour ni la nuit.

Ayant examiné le point malade, j'y trouvai d'affreux désordres: un écoulement jaunâtre venant de la partie supérieure du rectum; un écoulement sanguinolent et purulent de la partie inférieure; plusieurs fissures profondes à la mage de l'anus, et, en outre, un énorme paquet hémorroïdal, rouge violacé, enflammé, douloureux à la pression et ne pouvant être réduit, à cause de la contraction du muscle sphincter (ou constricteur) de l'anus.

J'ordonnai deux applications, à 24 heures d'intervalle l'une de l'autre, de 15 sangsues autour de l'anus, et un bain de mauve de 3 heures, presque froid, après chaque saignée. Je fis prendre, en même temps, 2 pilules dépuratives matin et soir, et, au bout de 48 heures, profitant du calme opéré par les sangsues et par les bains, j'opérai, avec l'appareil approprié, la section par torsion du paquet hémorroïdal qui me gênait pour panser les fissures et injecter le rectum.

Les hémorroïdes se détachèrent presque sans occasionner de douleur. Je couvris le tout d'un gâteau de charpie garni de pommade opiacée et d'onguent populeum ; je continuai les pilules, trois fois par jour ; le bain de mauve deux fois, et à la fin de la semaine, quand la malade eut déjà pris 36 pilules dépuratives, je promenai au fond des fissures un pinceau trempé dans mon *Eau hygiénique* concentrée et je pratiquai, trois fois par jour, dans le canal, avec un clyso-pompe à jet continu, des injections préparées avec une décoction (en poids égal) de grande consoude et de morelle.

Peu à peu les fissures se cicatrisèrent ; les douleurs d'abord calmées finirent par s'éteindre ; l'écoulement prit un bon aspect. J'eus recours alors à mon *Eau hygiénique* étendue ; je fis avec elle deux injections matin et soir, et, persistant dans l'emploi des pilules, j'arrivai, vers la fin du second mois de traitement, à une guérison radicale.

CHAPITRE IX.

De l'Inflammation vénérienne de l'Oreille, dite Otite vénérienne.

L'otite vénérienne peut être externe ou interne, ce qui établit, de l'une à l'autre, une énorme différence de gravité.

Otite externe.

Peu douloureuse, bornée à l'irritation, au gonflement du pavillon de l'oreille et à la sécrétion, plus ou moins abondante, d'une matière visqueuse et jaunâtre, par le tuyau de l'oreille externe dont la profondeur s'arrête à la membrane du tympan, l'otite externe ou simple, ne diffère de l'écoulement de l'anus et de l'écoulement du vagin et du canal de l'urètre que par la nature de l'organe qu'elle intéresse.

Traitement.

Le traitement de l'otite externe est semblable à celui de la gonorrhée : mêmes injections, mêmes applications, mêmes purgatifs. Seulement, il faut boucher les oreilles avec du coton pour éviter l'action du froid ou du vent, mais il ne faut pas laisser le coton longtemps en

place, car l'accumulation de la matière purulente irriterait la membrane du tympan et dé-
terminerait des douleurs osseuses qui pour-
raient être très vives.

Quand l'otite externe se montre à la suite
d'un écoulement du vagin ou de la verge,
spontanément supprimé, bien entendu qu'il
faut, tout en traitant l'oreille comme si l'on
n'avait affaire qu'à elle, chercher à rétablir, par
les moyens indiqués plus haut, la sécrétion
interrompue.

Otite interne.

Quand l'otite externe a persisté longtemps,
il n'est pas rare que la membrane du tympan
attaquée se perfore, que l'irritation se commu-
nique à l'oreille interne, et que, dans les nombreuses anfractuosités de cet organe, s'établisse
une sécrétion qu'il devient fort difficile de
tarir.

Parfois aussi c'est d'une carie vénérienne des
osselets ou de quelque autre partie du rocher
que provient l'écoulement. Alors, on peut le
considérer comme très grave, souvent au-
dessus des ressources de l'art, à moins de
circonstances heureuses dépendantes de là
nature ou de l'efficacité d'un traitement qui ne
saurait être ni trop énergique, ni trop long;
car il faut que les portions d'os cariées, nécrosées se soient détachées; que les portions res-

tées à nu se soient couvertes d'une pellicule protectrice, et, surtout que nos moyens dépuratifs, en pénétrant les organes, leur aient donné l'énergie nécessaire à l'expulsion du virus vénérien.

L'otite vénérienne interne est accompagnée de douleurs osseuses, d'élancements on ne peut plus douloureux, de bourdonnements insupportables, d'étourdissements, d'une incapacité absolue de travail serieux, d'insomnies, de rêves pénibles.

Très rarement les deux oreilles sont atteintes en même temps d'écoulement; mais quelquefois l'écoulement, cessant d'un côté, se produit de l'autre côté.

Enfin, la surdité, conséquence presque inévitable de l'otite vénérienne interne chronique, n'est que trop souvent la suite de l'otite vénérienne externe.

OBSERVATION.

Un dimanche que je me promenais au bois de Boulogne avec quelques amis, nous y fûmes rencontrés par deux personnes de la connaissance de l'un de nous, qui, après les poignées de main et les salutations habituelles, furent des nôtres et voulurent bien partager le modeste dîner qui nous attendait. A table, on me plaça près de l'un des convives que nous venions d'inviter, et comme il inclinait vers moi son oreille droite, car il n'entendait presque pas de la gauche;—permettez, lui dis-je, que je change de place, je serai mieux à votre portée. — Cette attention naturelle le flatta; aussitôt il me parla de son mal, qui datait de trois années, qui, précédé de douleurs atroces pendant plus d'un an, avait fini par un écoulement du fond de l'oreille avec lequel, de loin en loin, se détachaient des esquilles d'os carié.

Je ne doutai pas que mon voisin ne fut atteint d'une carie vénérienne très avancée, très grave, et sans lui communiquer mes appréhensions je lui offris d'examiner, après le dîner, l'état de son oreille. Il y consentit volontiers; on aime tant à parler de ses maux et à prendre des conseils, même avec l'arrière pensée de n'en suivre aucun.

Ce ne fut point le cas du malade en question, car le lendemain, il s'inscrivait chez moi, des premiers, pour me consulter.

Avant de rien entreprendre pour la carie de l'oreille, je le soumis pendant vingt jours à l'usage des pilules dépuratives, et alors seulement, quand je le jugeai convenablement préparé, quand j'eus lieu d'espérer que ma médication pénétrait, modifiait la texture interne des cartillages et des os, je fis dans l'oreille des injections d'*Eau hygiénique* deux fois, puis trois fois le jour. Au bout de dix jours d'inections, je touchai le fonds de l'oreille avec un pinceau flexible trempé dans mon *Eau hygié-nique* concentrée et je persistai, pendant deux mois et demi, dans le même mode de traite-ment.

Peu à peu la suppuration diminua et chan-gea de nature ; les esquilles devinrent plus rares et cessèrent d'apparaitre au dehors ; les élancements douloureux qui se manifestaient au tympan ne se reproduisirent plus, et l'ouïe même, au bout d'une année, avait reconquis, sinon sa finesse, du moins assez d'exactitude pour permettre au malade de faire de la musi-que d'ensemble.

CHAPITRE X.

Les Bubons ou Poulains.

Si l'on doutait de la participation intime des glandes, des ganglions, de la lymphe, et généralement de tout le système lymphatique, à l'infection vénérienne, il suffirait de regarder un bubon et l'on serait convaincu.

Le bubon ou poulain est une tumeur formée par l'engorgement d'un ou de plusieurs ganglions, d'une ou de plusieurs glandes. Un bubon peut survenir partout où il y a des glandes et des ganglions, mais on l'observe ordinairement au cou, aux aisselles, aux angles de la machoire et bien plus souvent encore aux aînes.

Le bubon vénérien apparaît tantôt seul, tantôt double et de chaque côté des aînes; tantôt il se montre sans écoulement, sans ulcère à la verge ou ailleurs; le plus souvent il est accompagné d'ulcères et quelquefois d'ulcères et d'écoulement. Ce dernier état présente toujours de la gravité, car il prouve une infection générale qui intéresse les membranes muqueuses et les glandes. Le troupier, dans son langage pittoresque, appelle cela : « avoir quinte et quatorze et le point. »

Le bubon n'apparaît guère que huit ou dix jours après l'infection vénérienne, souvent même beaucoup plus tard, surtout s'il est précédé d'une gonorrhée ou d'ulcères qui semblent, dans les premiers moments, absorber à leur profit l'intensité du mal. Nous avons vu des bubons ne se produire que plusieurs mois après le coït, et lorsqu'un traitement méthodique bien dirigé semblait avoir triomphé du mal. Cela s'observe notamment chez ceux qui font une longue marche, qui changent de climat, chez les troupes en campagne et chez les marins. Ces derniers sont à la fois sujets au scorbut, qui complique, d'une manière déplorable, l'affection primitive. Quelquefois aussi, par exception, les bubons surgissent immédiatement après l'infection vénérienne, le lendemain ou le surlendemain. Dans ce dernier cas, ce sont les aines qui deviennent leur siége.

Tantôt un bubon se montre isolément à l'une des deux aines; tantôt il en paraît deux, à côté l'un de l'autre; le plus communément, il s'en développe un de chaque côté, presque toujours de grosseur différente, l'un des deux primant sur l'autre; quelquefois, l'un se dissolvant par les remèdes appropriés, tandis que l'autre s'enflamme et passe par toutes les phases de la suppuration.

Il y a des bubons qui restent petits, durs et stationnaires, de la grosseur d'une noisette ou d'une petite noix; il y en a d'autres qui mar-

chent avec rapidité vers une terminaison fâcheuse, la suppuration, puisque cette dernière
ne survient jamais sans laisser après elle des
cicatrices. Enfin, il existe une troisième espèce
de bubons, les bubons indolents, résultat ordinaire d'une vérole ancienne, lesquels man-
quent de vitalité pour que la supuration marche vite et pour que la cicatrisation s'opère.
Ces derniers bubons ne sont presque pas douloureux. Il en est de même des petits bubons
indurés, qui demeurent stationnaires, tandis
que les autres bubous présentent tous les
caractères des tumeurs inflammatoires, douleur, chaleur, rénitence, rougeur, puis fluctua-
tion. Dans ce dernier cas, il y a fièvre; l'ensemble de la machine se ressent des progrès
de l'affection locale.

Généralement, l'apparition d'un bubon est
annoncée par une sensation de gêne, de tirail-
lement et de douleur à l'aîne ou aux deux
aines; phénomènes que le malade cherche à
s'expliquer par une fatigue inhabituelle des
membres inférieurs, par une marche longue
ou pénible, par quelque exercice forcé ou par
un faux pas, car on ne s'avoue pas facilement
à soi-même qu'on a la vérole, surtout en sortant
des bras d'une femme demi-vertueuse regardée
comme saine.

Le ganglion, la glande qui s'engorge, mo-
bile, fuyant d'abord sous le doigt, grossit, devient sensible, acquiert une certaine fixité due

à l'irritation des parties voisines, et finit par devenir douloureux et par gêner la marche. C'est alors que l'on consulte l'apothicaire du coin ou le premier venu des médecins, celui qui s'affiche et qu'on a la presque certitude de ne jamais rencontrer dans le monde qu'on fréquente. Il y a dix à parier sur un que l'on tombe entre les mains du charlatanisme. Quand le charlatanisme est intelligent, honnête, éclairé, peu importe, car ce charlatanisme n'est qu'une forme attrayante sous laquelle se cachent des gens sérieux et véritablement instruits; mais, le plus ordinairement, on se laisse circonvenir par un charlatanisme de bas étage qui compromet la santé.

La plupart du temps, une consultation prise pour arrêter un bubon arrive trop tard, quant aux phases de la suppuration : déjà l'intervention du bistouri ou de la potasse caustique devient nécessaire; tandis qu'en s'y prenant plus tôt, dès qu'un ganglion tuméfié apparaît, on peut, presque à coup sûr, arrêter le mal, dissoudre l'engorgement et empêcher la dégénéressence des tissus.

Lorsque le bubon est de nature inflammatoire, le pus amassé sous la peau, occupant un foyer plus ou moins étendu, détermine l'impression de battements au centre du foyer et des douleurs lancinantes qui ne cessent qu'après la sortie du pus.

Au contraire, lorsque le bubon est de nature indolente et chronique, il détermine une gêne plutôt qu'une sensation douloureuse; il demeure tuméfié longtemps avant que la suppuration s'y développe, et, quand elle a lieu, c'est à peine si l'on s'en apperçoit autrement que par le toucher. Quelquefois néanmoins, un bubon indolent devient spontanément inflammatoire; d'autrefois aussi la suppuration n'exige pas sa sortie; elle s'épaissit, se concrète, s'absorbe et disparaît sous l'influence des résolutifs, des fondants, des révulsifs externes, ou de certaines opérations organiques dont le mécanisme reste pour nous un mystère.

Enfin, nous avons vu souvent des ganglions, des glandes, demeurer engorgés pendant des mois et des années, après que toute apparence de vérole a cessé; résister aux résolutifs et ne causer ni gêne, ni douleur. Nous avons vu aussi, rarement à la vérité, des glandes de cette nature, persister dix, quinze, vingt ans dans cet état inoffensif, puis tout à coup, sans cause appréciable, offrir une dégénérescence cancéreuse.

Telles sont les phases diverses du bubon ou poulain; phases compliquées qui exigent toute la prévoyance des malades, toute la sollicitude des médecins et qu'on pourrait toujours ramener aux conditions les plus simples de guérison si l'on s'y prenait à temps et si l'on employait des moyens promptement efficaces puisés, non dans l'arsenal inconnu de la chimie, mais dans l'arsenal plus naturel, plus assimilable des extraits et dès décoctions de végétaux tels que sont les nôtres.

Traitement.

Dans les cas ordinaires, la médication est assez simple, quoique le bubon indique toujours une maladie vénérienne assez sérieuse ; et, jusqu'à un certain point, on pourrait se soigner soi-même ; mais dès que la maladie se complique de suppuration, d'abcès ou de tels autres symptômes, il faut l'intervention directe du médecin.

Les *pilules dépuratives* constituent la base de la médication générale, sans laquelle la médication locale ne réussirait point. En seconde ligne viennent s'offrir l'*eau hygiénique*, les cataplasmes émolliens puis résolutifs arrosés de cette eau ; les purgatifs avec la limonade tartrique répétés tous les quatre jours ; les bains de son chaque deux jours dans la période inflammatoire et quelquefois les sangsues, mais avec mesure, appliquées en chapelet autour de la tumeur.

Dès que le bubon est ouvert et qu'il suppure, on doit le panser avec un mélange, à parties égales, de pommade camphrée et de cérat dont on enduit des mèches de charpie renouvelées trois fois par jour; on bassine en même temps la plaie avec l'*Eau hygiénique* étendue d'eau ordinaire, et l'on insiste sur les purgatifs, à moins que le sujet soit épuisé, ce qui arrive souvent. Auquel cas, l'administration du fer, des eaux ou des sels de Vichy, le régime tonique, les bons vins de Bordeaux aident puissamment à la guérison.

CHAPITRE XI.

Des Boutons vénériens.

Ces boutons, ordinairement peu nombreux, sont plats, arrondis, d'un rouge plus ou moins foncé, surtout à leur circonférence, humides et secrétant une humeur gluante, épaisse, que son odeur fait distinguer plus encore que son aspect.

Les boutons vénériens se montrent chez les hommes sur le gland, au périnée, aux environs de l'anus, au scrotum (peau enveloppante des testicules), et entre les testicules et la cuisse, dans les deux plis formés par le rapprochement des extrémités inférieures. Chez les femmes, on les observe à la face interne des grandes lèvres, aux mamelons, etc. Les nourrices, infectées par la succion d'un enfant qui apporte la vérole avec la vie, ce qui n'est que trop commun dans les grandes villes, sont plus exposées que les autres femmes aux boutons vénériens des mamelons.

Pour leur développement et leur marche, les boutons vénériens présentent des phénomènes semblables à ceux des ulcères de même nature. Quelquefois on les voit poindre dès le cinquième ou sixième jour d'infection ; plus souvent ils n'apparaissent qu'un mois ou six semaines après.

Traitement.

Jamais un traitement, qui ne serait que local, ne dissiperait les boutons. Il faut un traitement interne par nos pilules et par un purgatif tous les huit jours, formulé de la manière suivante :

Prenez : Racine de chardon Roland.   5 gram.

        id.   de Bardane.   5

        id.   de pissenlit   5

        id.   de réglisse.   30

        Chiendent.   10

        Racine de patience.   10

        Chicorée sauvage.   10

        Séné mondé.   15

        Sel de Glauber   10

        Anis.   4

        Rhubarbe.   4

Faites bouillir le tout ensemble dans 1 litre d'eau pendant cinq minutes ; passez ; puis faites boire en quatre fois, à une heure et demie d'intervalle l'une de l'autre, le matin, à jeûn.

Nous appellerons cette médecine *végéto-minérale* pour éviter de la formuler chaque fois qu'elle sera indiquée.

CHAPITEE XII.

Des Excroissances vénériennes.

Quoique les excroissances vénériennes ne semblent pas indiquer une autre nature de désordres internes que ceux dont les boutons vénériens accusent la réalité, nous n'hésitons point à les classer dans un chapitre à part, parceque, sauf des exceptions assez rares, les excroissances signalent toujours une infection ancienne, négligée, méconnue ou mal traitée et qui demande, en conséquence, des soins aussi longs qu'attentifs.

Quand des excroissances vénériennes s'élèvent peu de jours après un commerce impur, soyez sûr que c'est parce que l'infection de ce coït a réveillé une ancienne vérole endormie, qui fût restée latente, peut-être même ignorée, sans le nouveau trouble occasionné par l'introduction du nouveau virus.

Les excroissances vénériennes ont reçu, d'après les formes qu'elles affectent, les dénominations distinctives de *fics, poireaux, verrues, champignons, choux-fleurs, condylômes, crêtes de coq, fraises, framboises,* etc. Chez l'homme, elles se développent ordinairement sur le gland, à la base du prépuce, au frein de

la verge ; on en voit même dans le canal de
l'urêtre. Chez la femme, elles envahissent toutes
les parties sexuelles, l'intérieur des grandes lèvres et des petites lèvres, le col de la matrice, la
motte, les mamelons. Dans l'un et l'autre sexe,
le périnée. la face interne des cuisses, l'anus
ou fondement, le nez, la bouche. le pharinx ou
la gorge, les amygdales, les paupières, même
l'oreille interne dénudée, ont été garnis d'excroissances.

Presque tous ces corps parasites sont blan-
châtres ; ils ressemblent aux vérues ordinaires
pour l'aspect, et ne présentent pas grande vitalité ; mais quelquefois ils se tuméfient, se
colorent, deviennent rouges, très sensibles et
méritent la désignation qu'on leur a donnée de
crêtes de coq, fraises, framboises, parce qu'en
effet ils en offrent l'aspect. Au bout de peu
de temps, le traitement décolore et flétrit les
excroissances. Elles éprouveraient la même
transformation en vieillissant, quand encore
on les abandonnerait à elles-mêmes. Au reste,
c'est moins l'aspect d'une excroissance, c'est
moins son caractère indolent ou inflammatoire,
son caractère de sécheresse ou de suppuration
qui doit préoccuper, que le phénomène de leur
développement et de leur persistance opiniâtre.

De toutes les excroissances vénériennes,
comme de tous les boutons vénériens, suinte
une même matière jaunâtre, visqueuse, quel-

quefois brune et sanguinolente, et d'une odeur
fétide *sui generis*, qui n'échappe point à l'odorat exercé du praticien. Cette matière n'est pas
moins infectante et corrosive que le pus des
ulcères. Il faut y prendre bien garde.

Traitement.

Ce que nous avons dit au chapitre précédent, de l'urgence d'un traitement général pour
guérir les boutons vénériens, ne s'applique pas
moins aux excroissances, qui renaîtraient au fur
et à mesure qu'on les couperait ou qu'on les cau-
tériserait, si l'action interne du virus persistait.
Il faut donc prendre nos *Pilules dépuratives*,
se purger tous les 8 jours avec la médecine
végéto-minérale (page 92), et appliquer sur les
excroissances, 3 ou 4 fois dans les 24 heures,
une mèche de charpie imbibée de l'*Eau hygiénique pure*. Chaque 2 jours, ces végétations se
ront couvertes d'une pincée d'alun calciné ou
de sabine, ou bien encore on passera dessus,
matin et soir, avec précaution, en les isolant
de la peau avec du diachylum gommé ou du
taffetas d'Angleterre, un pinceau trempé dans
une solution concentrée de pierre infernale.

Quand les excroissances vénériennes ne sont
ni douloureuses, ni accompagnées d'autres affections, telles que dartres, ulcérations, fissures ou ragades, on peut se dispenser d'ad-

ministrer des bains dans un autre but que celui de la propreté.

Il faut bien se garder de cautériser ou de couper les excroissances, avant qu'un traitement général ait eu le pouvoir de détruire le virus auquel elles doivent leur origine ; car cette opération les aviverait comme des branches d'arbre dont le jardinier coupe l'extrémité. Elles n'en croîtraient que de plus belles.

Les *poireaux* sont de toutes les végétations les plus rebelles au traitement, ceux surtout qui, chez l'homme, naissent sur le gland, ou à l'intérieur du prépuce, et chez la femme, en dedans des grandes lèvres. Cela tient à ce que les poireaux ont des racines profondes. Quelquefois néanmoins, ils se flétrissent, sèchent et tombent avec leurs pédicules.

Nous n'aimons pas l'emploi de l'instrument tranchant pour exciser les excroissances ; d'abord parce que la vue du fer aiguisé effraie presque toujours le malade, et qu'il faut, autant que possible, lui épargner les impressions pénibles ; ensuite, parce que les parties de la peau sur lesquelles le sang viendrait à couler, seraient exposées au développement de nouvelles excroissances.

CHAPITRE XIII.

Des Dartres et des Taches vénériennes.

Jusqu'à ces derniers temps, presque toutes les dartres ont été considérées comme symptômatiques, c'est-à-dire comme le résultat d'une affection interne ; mais la découverte de certains insectes, d'un genre spécial, à la surface de plusieurs dartres, a fait supposer que, pour chaque dartre comme pour la gale, la piqûre seule de l'insecte développait la maladie.

Que des parasites, d'une espèce particulière, soient inhérents à chaque espèce de dartres, nous l'admettons sans peine ; mais nous n'admettrons pas aussi facilement que dans la dartre vénérienne, par exemple, comme dans la dartre scorbutique et dans la dartre scrofuleuse, ce soit l'insecte qui détermine la maladie. Assurément la maladie préexiste à l'insecte, ce qui n'est pas dire que ce dernier ne vient point à sa suite, et n'ajoute point à la chose un degré de plus d'acuité et aussi d'intérêt thérapeutique.

Autrefois, beaucoup de praticiens prétendaient que les dartres dérivaient toutes d'un virus vénérien, et, pour ce motif, ils appelaient une dartre : *vérole bâtarde* ou *catin ;* mais une opinion aussi exclusive serait insoutenable. Disons seulement que la peau (son épiderme et sa membrane réticulaire) participe très souvent à l'infection vénérienne, et présente deux sortes de dartres : 1° la dartre légère ou farineuse; 2° la dartre vive, rongeante ou ulcérée.

La *dartre vénérienne farineuse* ne diffère bien souvent des autres dartres farineuses, qu'en ce qu'elle ne fait éprouver aucune démangeaison; il n'y a qu'exfoliation d'épiderme, et l'on ne saurait pas que le virus vénérien entre pour quelque chose dans leur développement, si, à côté de la dartre, n'apparaissaient pas quelques taches circonscrites, à fond rougeâtre pâle, qu'un œil exercé reconnaîtra comme étant des taches vénériennes.

Les *taches et dartres farineuses vénériennes* se montrent à toutes les parties du corps, mais de préférence au ventre, à la poitrine, aux bras, aux mains, dans le dos, au cou, à la face.

La *dartre vénérienne vive*, rongeante ou ulcérée, peut se développer partout. Elle offre un aspect rouge pâle et grisâtre, une exfoliation, une odeur spéciales qui ne trompent pas le médecin exercé.

Bien souvent, avec la dartre ulcérée coexistent la dartre farineuse et les taches. Elles semblent se disputer l'empire de la peau, car on en trouve sur tous les points. Nous avons vu, notamment chez des militaires affligés d'anciennes véroles, les dartres et les taches faire de leur corps de véritables cartes de géographie et des marqueteries variées.

Les *dartres vénériennes ulcérées* sont rarement douloureuses, mais elles se montrent très rebelles à la médication, parce qu'elles n'existent jamais sans altération profonde des humeurs. Nous en avons guéri beaucoup qui avaient résisté à tous les traitements, et qui faisaient le désespoir des malades et des médecins. Il faut attribuer ces insuccès à ce que la cause du mal était restée ignorée, ce qui n'arrive que trop souvent.

Traitement.

C'est surtout dans ce genre d'affections, qui ont un caractère général et chronique, que la dépuration opérée par nos pilules devient efficace; mais il faut en continuer longtemps l'usage; puis l'interrompre d'intervalle en intervalle, afin que le corps ne s'y habitue pas; et même l'entremêler quelquefois à l'emploi de quelque autre dépuratif indigène comme le cresson, ou à la prise d'une eau minérale en harmonie avec la constitution du sujet.

Les lotions avec l'*Eau hygiénique* pure ou étendue, selon l'impressionabilité de la peau; lotions qu'on réitérera plusieurs fois par jour; les grands bains d'eau de son avec mélange de sous-carbonate de soude (200 grammes); la tisane de racine de saponaire et de douce-amère sucrée avec le sirop de petite centaurée ; un purgatif chaque semaine, avec la *médecine dépurative végéto-minérale* (page 92), formeront la base du traitement. Il peut, toutefois, singulièrement varier, d'après la constitution du sujet, le milieu dans lequel il vit, ses habitudes et son état de fortune.

OBSERVATION.

Un pauvre diable, ancien militaire, qui avait pris pendant son temps de service sous les drapeaux, 325 pilules mercurielles, pour se guérir de diverses affections vénériennes, apportait chez lui, avec le congé qui le libérait, des dartres syphilitiques d'une nature opiniâtre. On lui conseilla l'hôpital St-Louis. Il s'y rendit ; subit un traitement anti-dartreux de trois mois, sans le moindre résultat, et fut envoyé à l'hôpital du Midi, où M. Ricord, mieux éclairé sur la nature de son mal, lui prescrivit une médication dépurative. Elle améliora beaucoup les accidents, mais elle n'en triompha point.

Plus d'une année de soins et d'attente vaine avait réduit ce jeune homme au désespoir, car il aimait, il voulait se marier et ne se marier que guéri.

Consulté par lui, le 3 février de l'année dernière, j'ordonnai mes pilules, 2 le soir seulement. Au bout de cinq jours, elles produisirent des sueurs abondantes que je conseillai au malade de respecter et d'entretenir, au moyen d'une couverture en laine dont il s'enveloppait dès qu'apparaissait la transpiration.

Le matin, il se lavait le corps avec mon *Eau hygiénique*, et sur les points excoriés de la peau, il appliquait des cataplasmes de pain imbibés de la même *Eau hygiénique*.

En moins de sept semaines, le malade était guéri; deux mois après, il se mariait, et, en juin dernier, sa femme mettait au monde un charmant enfant d'une santé robuste.

Je ne doute pas que cet enfant ne soit très sain et qu'il ne se ressente nullement de l'affection qui a si longtemps tourmenté son père.

A la vérité, par précaution et comme moyen prophylactique, j'avais eu soin de soumettre la mère à mon régime pilulaire.

CHAPITRE XIV.

Périostoses et Exostoses vénériennes,
ou Tumeurs dures.

Les os sont enveloppés d'une membrane mince et solide qui sert à leur régénération, et qu'on appelle *périoste;* cette membrane est susceptible de contracter des maladies, des irritations, des boursouflements indolents, toutes choses qui peuvent être considérées comme les avant-coureurs d'une carie prochaine des os eux-mêmes.

Les boursouflements du périoste, *périostoses* ou *tumeurs dures;* qui surviennent assez fréquemment à la suite des ravages du virus scorbutique et du virus vénérien, peuvent se développer partout où il y a des os, mais c'est surtout aux jambes, aux pieds, aux bras, aux mains, qu'on les observe : la science les désigne sous le nom de *périostoses*, et bien des personnes inattentives les confondent avec les *exostoses* qui annoncent une maladie de l'os lui-même.

Les périostoses sont des tumeurs du volume d'une noisette, tout au plus d'une amande; immobiles, souvent insensibles, n'offrant aucune coloration particulière à la peau, et qui peuvent persister des années entières. Elles annoncent toujours une infection vénérienne grave et profonde, quand elles ont été précédées de quelque autre témoignage de l'action du virus syphilitique; car une ou plusieurs périostoses isolées, sans autres antécédents, ne suffiraient pas pour qu'on admît l'infection syphilitique. Quand les périostoses passent de leur caractère indolent, à un caractère inflammatoire, elles deviennent quelquefois très douloureuses. Anciennement, on les désignait sous le nom d'*exostoses fausses* ou *bâtardes*.

Exostoses.

Les exostoses, véritables tumeurs osseuses qui suivent les périostoses et qui, quelquefois, se montrent sans avoir été précédées de ces dernières, ont plus de dureté et aussi plus d'étendue, des formes plus inégales.

Il faut toujours considérer l'exostose comme une maladie grave, plus grave encore que la périostose. Quand un seul point est attaqué, on peut espérer, par des moyens énergiques, arrêter l'action du virus et rendre à l'os malade sa vitalité; mais quand, au lieu d'une seule exostose, il s'en montre plusieurs, ce qui n'est que trop fréquent, on doit en conclure une dégérescence radicale, une décomposition profonde dont la carie formera la dernière scène.

Les exostoses ne restent pas insensibles comme la plupart des périostoses. Elles s'ac- compagnent de douleurs lancinantes, surtout la nuit.

Traitement.

Ce n'est qu'au moyen d'un traitement général, longtemps continué, que l'on peut espérer d'arrêter les progrès et guérir les périos- toses et les exostoses. Pour ces deux espèces de tumeurs, le traitement interne est le même. Quant au traitement externe, il faut le subor- donner au degré de sensibilité de la tumeur. Les *Pilules dépuratives* seront administrées trois fois par jour; les applications locales de *solution hygiénique* réitérées souvent, sans préjudice d'autres moyens, tels que bains to- niques avec le sous-carbonate de soude, avec l'hydro-chlorate d'ammoniaque, avec le sulfure de potasse et de chaux, etc.

CHAPITRE XV.

De la Carie ou Nécrose vénérienne.

Cette affreuse maladié n'est que le dernier degré de l'exostose, qu'elle accompagne même à son début. On peut la considérer comme une véritable ulcération des os ; ulcération qui attaque toujours de préférence leur partie molle ou spongieuse, mais qui finit par envahir leur tissu compact.

Tous les os sont exposés à la carie ou nécrose vénérienne comme ils le sont à l'exostose et à la périostose ; mais il y a certains os, tels que ceux de la jambe, de la cuisse, des avant-bras et des bras où on peut l'arrêter, la circonscrire, sans difficulté, tandis qu'une fois que la carie a envahi l'extrémité articulaire des os longs ou la substance des os spongieux, il n'y a pas de guérison possible sans difformité, et cette guérison ne s'effectue qu'avec des difficultés énormes.

Dans les points cariés, il suinte une matière infecte, tantôt brunâtre, tantôt jaune, mêlée à des stries sanguinolentes et à des parcelles ou esquilles d'os, dont l'expulsion est souvent précédée de douleurs aiguës, de tumeurs inflammatoires et de fièvre.

Les caries du nez amènent l'aplatissement de cet organe, la perte de l'odorat et souvent une affreuse infirmité connue sous le nom d'ozène qui rend le malade un objet repoussant, par l'odeur fétide qu'il exhale. Nous avons vu, à la suite de caries vénériennes datant de très loin, quelquefois même du premier âge de la vie, des portions osseuses du crâne se détacher et laisser à nu le cerveau ; nous avons vu des vertèbres cariées déterminer la courbure de l'épine dorsale, la paralysie des extrémités, puis la mort. Cependant l'art, tout impuissant qu'il se montre souvent contre la carie véné rienne, n'échoue pas toujours. Peut-être même beaucoup de malades demeurent-ils victimes de l'idée préconçue qu'il n'y a rien à faire pour les guérir. Un vieux praticien du siècle dernier, M. de Cezan, docteur régent de la faculté de médecine de Paris, a dit, dans son *Manuel anti-syphilitique*, page 123, une chose très vraie : « L'usage des décoctions sudorifiques « et dépuratoires fait disparaître la contagion « la plus invétérée ; elle évacue les anciennes « humeurs, en leur en substituant de nou- « velles, à l'exemple de Médée, qui, suivant la « fiction des poètes, connaissant toutes les « plantes salutaires et vénéneuses, avait l'art « de rendre la jeunesse aux vieillards. »

Nous prenons acte de cette opinion d'un praticien aussi distingué que le docteur Cezan, opinion qui est conforme à la nôtre, et l'appliquant au système d'après lequel nous traitons nos malades, nous n'hésitons pas à promettre des succès inattendus, inespérés aux personnes qu'on aura déjà soignées par d'autres moyens demeurés inefficaces.

Traitement.

Il faut insister longtemps sur l'usage des *Pilules dépuratives* telles que nous les formulons ; en augmenter la dose autant que le permet la tolérance organique du sujet, c'est-à-dire sa susceptibilité d'absorption et les sympathies diverses que provoquent chez lui les substances médicamenteuses. Il faut imbiber, injecter les portions osseuses nécrosées, deux fois par jour, avec l'*Eau hygiénique*, et, cette injection faite, adapter un pansement méthodique, composé de mèches ou de compresses de charpie fine enduite de cérat iodé et trempées, soit dans des solutions mixtes d'iode et de brôme, soit dans une solution de chlorure de chaux, ou dans de l'eau de chaux, ou dans de l'eau blanche. Le malade prendra tous les jours un grand bain aromatisé avec un kilogramme de plantes odoriférantes, ou un bain de décoction de tan. On le purgera vivement tous les huit jours, si l'état sain de ses organes digestifs le permet, et s'il n'est point épuisé par l'action longue du virus vénérien. Les bains de mer, les bains de sable,

l'usage des eaux minérales d'Ems et de Kreutz-
nacht nous ont également réussi, mais comme
accessoires à notre traitement dépuratif.

CHAPITRE XVI

Des Douleurs vénériennes.

Au lieu de nous adresser aux gens du monde, au vulgaire, si nous nous adressions aux médecins, nous considérerions les douleurs vénérienne comme un symptôme, et nous n'en ferions pas un ordre particulier de sensations sur lequel l'attention a besoin d'être fixée. Mais quantité de personnes inexpérimentées prennent pour des signes de refroidissement, pour des rhümatismes, pour de légers accès de goutte, des douleurs qui, dépendant d'une infection vénérienne devenue chronique, exigant les soins les plus attentifs.

Les douleurs vénériennes, vagues, légères pendant le jour, au point même que l'exercice les dissipe qnelquefois tout à fait, deviennent vives dès que le soleil se couche, et prennent de l'accroissement jusque vers minuit. On éprouve alors, tantôt sur un point du corps, tantôt sur un autre, une sensation semblable à celle d'une vrille qui percerait l'os. Pendant deux ou trois heures, le malade reste en proie à d'intolérables souffrances et ne peut retenir ses plaintes, ni même des cris de désespoir. L'aube du jour lui rend du calme; le sommeil revient avec les premiers rayons du soleil ; une moiteur légère se manifeste, et il répare, si tant est qu'on puisse le réparer, le désordre organique de la nuit. Lorsqu'il est forcé de quitter le lit de bonne heure, ce qui n'a pas lieu sans douleur, l'action de l'air frais, un lavage d'eau froide et quelques mouvements dissipent ces sensations désagréables, au point de lui permettre des courses longues.

Assez souvent les douleurs vénériennes voyagent. Elles attaquent volontiers alternativement les diverses articulations, surtout celles des extrémités inférieures ; elles se portent sur des organes internes tels que le foie, le cœur, l'estomac, la vessie, les poumons, la matrice, le cerveau, l'œil, l'oreille, etc. Elles produisent des anxiétés extrêmes, simulent toutes sortes de maladies. Quelquefois, loin de laisser au malheureux malade du répit pendant le jour, elles le clouent sur son fauteuil ou sur son lit ; toutes les régions du corps sont alors surexcitées ; les muscles, les tendons, l'enveloppe des veines, les filets nerveux, les ligamens participent, dans une proportion très notable, àu martyr permanent du supplicié.

Chez les personnes qui ont subi de longs traitements mercuriels, comme le baron de Hutin, par exemple, qui avait eu recours, sans succès, onze fois dans sa vie, aux frictions d'onguent napolitain, on ne saurait dire si les douleurs qui surviennent sont des douleurs vénériennes ou des douleurs mercurielles ; car rien ne les caractérise. Au reste, cette connaissance importerait peu ; la médication est la même.

Traitement.

A une époque, encore toute récente, où les saignées générales et locales jouissaient d'un si grand crédit thérapeutique, où l'on prétendait guérir, par elles et par l'eau de gomme, n'importe quelle maladie, on essaya du même moyen contre les douleurs vénériennes. Il fallut bientôt y renoncer, car les souffrances ne faisaient qu'empirer, tandis que les sudorifiques, les dépuratifs, les toniques, s'ils ne guérisaient pas toujours dans ce cas, amènent au moins un soulagement quelconque.

Nous prescrivons nos *Pilules dépuratives* à haute dose et continuées au moins pendant six semaines ; nous ordonnons l'application, sur les parties souffrantes, de cataplasmes résolutifs (voir à la page 56) arrosés avec l'*Eau hygiénique*, ou de compresses imbibées de cette solution et répétées au moins deux fois par jour, le soir en se couchant et vers minuit ; nous purgeons tous les matins avec un verre de la médecine végéto minérale (page 92), et nous conseillons, selon les cas, soit quelques bains de vapeur, soit des bains aromatiques et toniques.

Il ne faut pas non plus négliger l'opium, surtout certaines préparations magistrales que les circonstances inspirent.

CHAPITRE XVII

De la chute des Cheveux et des Poils, ou épilation; de la Carie des Dents; de l'altération des Ongles.

Rien d'étonnant qu'une maladie, comme la maladie vénérienne, qui vicie les humeurs, qui corrompt les sources de la vitalité des tissus, rende la peau inhabile à l'entretien des cheveux et des poils. Relativement aux poils ainsi qu'aux cheveux, la peau infectée par le virus vénérien se trouve dans la condition où nous voyons le sol infecté par le gaz, relativement aux arhres qui décorent nos promenades. Ces arbres se dessèchent, perdent leurs feuilles et meurent; la sève qu'ils puisent dans la terre n'ayant plus la pureté sans laquelle aucune végétation n'est possible.

Il se peut qu'un traitement mercuriel fasse tomber les cheveux, les cils, les sourcils, la barbe et produise l'épilation absolue du corps tout entier; mais le plus ordinairement c'est à une infection vénérienne, déjà ancienne, que ces résultats sont dûs.

Chez quelques personnes, profondément infectées, l'épilation persiste ou ne cesse qu'en partie; chez d'autres, une guérison radicale ramène la peau à sa condition première, mais c'est plus rare qu'on ne pense.

Combien d'hommes restent chauves et ne voient reparaître ni leurs sourcils, ni leurs cils ! Combien de femmes dont la chevelure laisse çà et là des éclaircies qu'il faut cacher par des nattes de faux cheveux, ou qui, au lieu d'une chevelure longue qui flottait naguères jusqu'à leur taille, ne possèdent plus qu'une chevelure écourtée que nul cosmétique ne fait grandir !

Avant de tomber, les cheveux et les poils ordinairement se bifurquent ou se dévient ; on éprouve de la sensibilité ou quelques démangeaisons à leur racine. Pour une personne attentive, il ne faudrait pas d'autre signe précurseur d'épilation, surtout si d'autres symptômes vénériens se sont produits, et elle pourrait arrêter le mal en recourant aussitôt à des moyens de guérison ; mais on y fait peu d'attention et l'on se leurre de folles espérances.

Les gencives devenant souvent tuméfiées, saignantes, ulcérées pendant le cours d'un traitement mercuriel, ou sous l'influence infectante du virus syphilitique, les dents finissent presque toujours par se carier. On en est averti longtemps d'avance, car l'aspect des gencives, l'odeur infecte de la bouche ne frappent pas moins le malade que son médecin ; et si ce dernier demeurait inattentif, le malade ne manquerait d'éveiller sa sollicitude contre un mal visible dont chacun redoute les progrès.

Les ongles subissent aussi de notables altérations. Les uns deviennent secs et très cassants ; les autres jaunissent comme si on les eût peints avec une décoction de safran ou soumis à la fumée du tabac. Il y a aussi des ongles qui, perdant toute consistance, n'offrent plus qu'un tissu spongieux dépoli; d'autres ongles, de couleur violacée, s'ébranlent, tombent, repoussent, tombent encore, renaissent, mais faibles, et souvent aussi ne renaissent plus.

Contre des accidents si déplorables, on ne peut s'armer de moyens trop énergiques, ni entourer les malades de trop de sollicitude.

Traitement.

Il est, comme toujours, général et local ; mais à quoi pourrait aboutir un traitement local qui ne s'appuirait pas sur l'administration de remèdes internes ? Ces remèdes, nos pilules dépuratives en feront la base, sans prétendre néanmoins les proposer toujours comme une panacée exclusive. Nos pilules sont une puissance régénératrice, fondante, désinfectante, mais elles ne rejettent point l'aide d'auxiliaires qui peuvent leur être d'utiles accessoires.

Dans les cas de chute des cheveux et d'épilation, nous conseillons d'exécuter, deux fois par jour, des lotions locales d'*Eau hygiénique*.

1.

Dans les cas de carie dentaire, il faudra deux ou trois fois, par jour, toucher avec un pinceau imbibé de cette même eau, les parties malades, et même se gargariser six fois par jour avec le mélange suivant :

Miel rosat . . . . 30 gr.
Sulfate d'alumine et de potasse 4 gr.
Teinture de quinquina . . . . . 5 gr.
Teinture anti-scorbutique . . . 5 gr.
Eau d'Aigremoine . . . . 150 gr.

Mêlez.

Quant à la désorganisation et à la chute des ongles, soit des pieds, soit des mains, il faut des immersions ou de petits bains, prolongés pendant une demi heure dans l'*Eau hygiénique* étendue de moitié d'eau simple. On peut réitérer l'immersion deux fois, même trois fois par jour.

Enfin, il convient de purger le malade, avec la médecine végéto-minérale (page 92) ; celui-ci tous les 10 jours, celui-là, s'il est robuste, tous les 5 ou 6 jours, pendant 1 mois ou 6 semaines. On éloignerait ensuite les purgatifs, si même on ne les cessait pas tout à fait.

CHAPITRE XVIII

De l'Impuissance et de la Stérilité.

L'impossibilité d'éprouver une érection, et, conséquemment d'exercer le coït d'une manière fructueuse, constitue l'*impuissance*. C'est la déchéance manifeste de la virilité ; la perte du plus bel attribut de la nature humaine, celui de perpétuer sa race ; l'aveu triste et humiliant d'une incapacité physique, d'autant plus pénible qu'elle succède très souvent à certaines prouesses triomphales dont se targuait l'amour-propre.

L'impuissance ne se déclare guère absolue, définitive, sans trève, ni merci, qu'après une maladie grave et longue ou un accident. Quand elle dépend d'une faiblesse générale ou locale, d'un vice organique tel que le scorbut ou la syphilis, elle n'est d'abord que momentanée ; elle se montre, puis s'en va, puis revient. On s'en afflige quelquefois, mais on ne s'en alarme pas, jusqu'au jour néfaste où, la puissance érectile de la verge ayant cessé, ne reparait plus.

L'emploi réitéré des préparations mercurielles et des préparations iodées, l'abus du camphre, les excès avec les femmes, les chagrins profonds, les pertes séminales involontaires, les affections de la moelle épinière ou de ses enveloppes, l'épilepsie, les hémorragies considérables peuvent amener l'impuissance, flétrir les organes génitaux et rendre inapte à la fécondation ; mais les maladies vénériennes invétérées sont de toutes les causes celles qui provoquent le plus ordinairement cette nullité physique.

Chez la femme, l'impuissance se déguise, puisque la femme, à de rares exceptions près, ne remplit, dans le coït, qu'un rôle passif ; mais l'acte générateur n'amène aucun résultat, si les organes génitaux, le vagin, la matrice, les ovaires ne sont pas doués de leur vitalité normale. Seulement l'amour-propre de la femme peut protester contre l'accusation d'impuissance ; rien ne la prouve, la stérilité n'offrant aucun témoignage extérieur qui la caractérise.

Pour la femme, abuser du coït, même sans contracter de maladie vénérienne, c'est risquer de tomber dans l'impuissance. Les femmes les plus fécondes sont celles qui voient rarement leur mari ; les filles publiques n'ont presque jamais d'enfant, excepté au début de leur carrière de dépravation.

Le sentiment de la maternité remplissant le cœur de la plupart des femmes, voir même de beaucoup de femmes corrompues, la stérilité, quand elles ont contracté mariage, leur cause un chagrin réel. Il est vrai qu'on peut espérer toujours la voir cesser ; dix années, vingt années ne suffisent pas pour la considérer comme définitive. Il n'y a de stérilité réelle et sans remède que celle qui suit l'époque critique. Anne d'Autriche, mère de Louis XIV, longtemps inféconde, était considérée comme stérile, et pourtant, à la suite d'un pèlerinage en Lorraine, elle mit au monde le grand roi. Les exemples semblables sont assez communs.

On a écrit des volumes et des pages très éloquentes sur l'impuissance et la stérilité. Nous n'imiterons pas cette faconde, aussi stérile que l'objet qui l'inspire. Il nous suffira d'indiquer quelques procédés pour y remédier.

Traitement.

Emploi prolongé de nos *Pilules dépuratives* ; bains aromatiques ; eaux minérales de Creutznacht, de Luxeuil, de Bourbonne, d'Ischia, etc.; nourriture tonique ; usage de vins de quinquina, de Xérès, de Malaga ; usage du café noir et du thé ; frictions des parties génitales et des parties voisines, deux fois par jour, avec du baume de Spuchez ; flagellation des reins ; douches sur les mêmes parties ; application de glace sur les testicules et dans l'intérieur du vagin chez la femme.

Les personnes du sexe qui emploieront des moyens énergiques ou les eaux thermales, ne devront en user qu'à proximité des règles et immédiatement après leur cessation, pour profiter du mouvement fluxionnaire qui se fait alors vers les organes génitaux.

CHAPITRE XIX

De la Rétention d'urines.

Assez souvent, dans le cours d'une maladie vénérienne, il survient un accident grave qui constitue lui-même une maladie spéciale qu'on ne saurait trop se hâter de guérir ; nous voulons parler de la rétention d'urines.

La rétention d'urines, peu inquiétante chez la femme, car quelques bains, quelques injections la font ordinairement cesser, se montre chez l'homme beaucoup plus rebelle et plus douloureuse. Il éprouve l'envie fréquent de rendre ses urines, fait des efforts inutiles pour s'en débarrasser, ne les voit sortir que par jets, par gouttes, et souvent ne les voit pas sortir du tout ; il ressent des douleurs vives au bas ventre, aux reins ; de la chaleur le long du canal, de la pesanteur au fondement et au péri née ; il accuse une soif extrême, présente une chaleur sèche à la peau, de la fièvre, et se débat dans son lit avec la plus grande anxiété.

Traitement.

Quand ces symptômes ne sont dûs qu'à l'abus du coït sans vérole, il suffit souvent d'un grand bain, de quelques injections, tout au plus d'une application de sangsues au périnée, pour ramener les choses dans leur état normal ; mais quand il y a gonorrhée ou chaudepisse inflammatoire, il faut traiter la chaudepisse par les émolliens, tâcher d'introduire au fond du canal des bougies enduites d'huile de belladone camphrée, ce qui n'est pas toujours facile, à cause de l'extrême sensibilité de la partie ; réitérer des grands bains d'une durée de deux heures, n'en faire sortir le malade que pour opérer sur sa verge et dans le canal des lotions et des injections d'huile de belladone camphrée ; déterminer au périnée, par des applications réitérées de sangsues, en petit nombre, une évacuation sanguine permanente ; appliquer sur le ventre des cataplasmes de farine de graines de lin arrosés d'huile de camomille camphrée ; administrer le camphre à l'intérieur pour empêcher les érections, et ne recourir à nos *Pilules dépuratives*, à notre *Eau hygiénique* qu'après la cessation ou au moins l'amoindrissement de ces symptômes inflammatoires. Il faut que la rétention d'urine prime la vérole, car elle met la vie en danger, et quelques jours de retard dans l'emploi des remèdes anti-siphylitiques n'exposent point à un danger sérieux.

Ici, nos pilules sont très efficaces avec les auxiliaires indiqués précédemment. Souvent même on pourrait les prescrire seules et de prime abord, lorsque l'inflammation des organes n'est pas intense.

Quand, malgré les moyens employés pour faire uriner le malade, il ne lâche aucun liquide, soit que les muscles expulseurs se trouvent trop affaiblis, soit que la vessie éprouve une distention trop grande, ou qu'un obstacle matériel quelconque existe, n'attendez pas plus de 24 heures pour sonder le malade, et employez de préférence, dans cette opération, les sondes de plomb de Mayor. A peine aurez-vous pénétré dans la vessie que le malade se sentira soulagé, et alors l'urine cessant d'irriter cet organe par sa présence, les moyens divers dont vous faisiez usage, n'en deviendront que plus efficaces.

S'il arrivait qu'à l'existence d'une gonorrhée inflammatoire vinssent se joindre des ulcères au col de la vessie, à la région prostatique du canal de l'urêtre, ce serait une complication de plus qui rendrait possible, même probable le retour de la rétention d'urine, jusqu'à ce que le traitement général eût opéré la cicatrisation des ulcères.

CHAPITRE XX

Des Rétrécissements du Canal de l'Urètre.

Cette maladie, bien commune et souvent très grave dans ses conséquences, est plutôt du ressort de la chirurgie que de la médecine. La main du chirurgien, toutefois, demeurerait fréquemment impuissante si les prescriptions du médecin ne précédaient ou n'accompagnaient pas les opérations.

Chez les personnes irritables, qui ont abusé des plaisirs de la table ou des plaisirs érotiques survient quelquefois, d'une manière spontanée, un gonflement du canal qui en bouche l'ouverture et qui empêche l'émission libre des urines. Elles ne coulent que goutte à goutte ; elles augmentent, par leur âcreté, l'irritation des tissus qu'elles humectent et déterminent des douleurs assez vives ; mais un bain, quelques injections émollientes, le repos, un régime doux font cesser l'obstacle en moins de 36 ou 48 heures, et le calme renaît.

Au contraire, lorsqu'un écoulement véné rien, par sa virulence ou par sa continuité, a déterminé le gonflement inflammatoire du trajet que doit suivre l'urine pour s'écouler au dehors ; lorsque surtout la membrane muqueuse qui tapisse le canal est ulcéreé ; lorsque la glande prostate, placée au col de la vessie, s'est bousouflée, s'est endurcie, le rétrécissement du canal devient une chose sérieuse, quelqu'en soit d'ailleurs l'extension.

Quand ce rétrécissement n'occupe qu'un point très-circonscrit, l'urine en sortant forme un jet délié, qui s'interrompt parfois et se bifurque ; on met à vider la vessie un temps assez considérable ; on s'y reprend plusieurs fois ; on éprouve, le long du canal, un sentiment d'ardeur et de cuisson; au périnée et au bas ventre un sentiment de pesanteur.

Le rétrécissement augmente-t-il? L'urine s'échappe en jets d'arrosoir, avec douleur vive, surtout quand l'érection cesse ; on éprouve, en même temps, le besoin d'aller à la garde-robe.

Enfin, si l'inflammation du canal se propage de proche en proche, au point d'intéresser le col de la vessie et la vessie elle-même, le malade n'urine plus que goutte à goutte, il se fatigue en vains efforts ; la vessie se détend ; une érection de la verge permanente produit de vives douleurs ; les testicules, les glandes de l'aine, l'anus, les reins participent à l'irritation du canal; une fièvre ardente s'allume, et si alors on ne parvient pas, d'une part, à pénétrer dans la vessie, d'autre part à maitriser l'inflammation, il peut survenir des abcès uri-

naires, des trajets fistuleux et tous les désordres déplorables qui en sont la conséquence.

Traitement.

Aux moyens que nous avons prescrits contre
la rétention d'urine, il faut joindre ici l'emploi
des bougies graduées ; bougies qu'on introduit
dans le canal, jusque dans la vessie et qu'on y
maintient un certain temps, calculé d'après la
sensibilité des organes. C'est ordinairement
une demi-heure matin et soir, pour commencer ; puis une heure, puis deux heures, puis
trois et même quatre heures, mais jamais davantage. Nous ne le conseillerions pas, quoique
beaucoup de vieux praticiens s'obstinent encore
à les laisser en permanence pendant un jour et
une nuit.

L'intervalle des applications de la bougie n'a
rien de fixe. Quelquefois il faut laisser au malade deux ou trois jours de repos avant de tenter une introduction nouvelle, d'autres fois on
peut y revenir le lendemain.

Il n'est pas toujours nécessaire que la bougie
gagne la vessie ; pourvu qu'elle dépasse le rétrécissement de quelques millimètres celà
suffit.

Dans la plupart des cas, la présence de la
bougie n'empêche pas d'uriner. Le liquide s'é-
coule alors entre les parois de la bougie et la
muqueuse extensible du canal ; à moins qu'un

obstacle existe vers la glande prostate tuméfiée. On introduit dès lors les bougies jusqu'au fond de la vessie.

Comme beaucoup de malades, affectés de rétrécissements se trouvent seuls, isolés, soit à la ville, soit à la campagne ; comme ils peuvent avoir des raisons pour, après avoir consulté tel ou tel médecin éloigné, ne pas initier un médecin de la localité au secret de leur affection, nous allons résumer, en peu de mots, d'une manière aussi lucide que possible, les règles à suivre, les précautions à prendre dans cette opération. Un homme intelligent saura se la faire lui-même.

Emploi des bougies.

1° Pour l'introduction des bougies, le malade peut, à son choix, demeurer debout, ou s'asseoir, ou se coucher sur le dos. Dans cette dernière position, il faut que les jambes soient fléchies sur les cuisses.

De la main gauche on tient la verge un peu relevée, puis de la main droite on saisit la bougie enduite d'un corps gras, afin qu'elle glisse avec plus de facilité : on l'introduit par l'ouverture du canal, on la pousse doucement, et si l'on éprouve de la résistance, au lieu de forcer l'obstacle, on retire la bougie de quelques millimètres, on lui imprime entre les doigts un mouvement de rotation et l'on essaie sans efforts de franchir l'obstacle. Très souvent, cela devient impossible du premier coup ; la bougie s'engage et reste immobile, comprimée qu'elle est par sa pointe. C'est avoir obtenu déjà un bon résultat ; il faut s'en contenter pour le moment.

Si, par l'introduction de la bougie, le canal se montre très irrité, très douloureux, s'il survient une hémorragie ou certaines contractions spasmodiques des muscles de la verge, on devra suspendre toute manœuvre, ôter même la bougie, prescrire des embrocations huileuses avec la belladone, des cataplasmes, des bains, même des sangsues et remettre au lendemain l'opportunité de nouvelles tentatives.

2° Il semble logique de prendre les bougies les moins grosses et de s'élever graduellement aux numéros plus forts, jusqu'à ce qu'on ait atteint un diamètre de bougie qui remplisse le canal. Cette règle, cependant, ne saurait toujours être suivie, car nous avons souvent remarqué qu'une bougie un peu volumineuse expose moins aux fausses routes, aux déviations de cet instrument et s'accompagne, plus rarement que les bougies fines, des contractions spasmodiques du canal. En conséquence, il nous est arrivé souvent d'essayer, avec une sonde de Mayor, de franchir l'obstacle et de substituer ensuite à cette sonde métallique volumineuse une bougie un peu forte.

3º Relativemeut à la répétition de la manœuvre d'introduction des bougies, on ne peut, nous l'avons dit, suivre une régle invariable. Le mieux serait de tenter chaque jour, matin et soir, le passage de la bougie, et de la maintenir au moins une demi-heure chaque fois, mais il faut que la sensibilité du canal ne s'y oppose pas. C'est au malade courageux et raisonnable de guider lui-même l'opérateur, non-seulement pour les intervalles nécessaires d'une opération à l'autre, mais encore pour la durée ou le séjour des bougies et pour le choix de leur numéro.

4º Quand le malade voudra uriner, on retirera la bougie, à moins que ce ne soit une bougie creuse, ayant des yeux, auquel cas on la débouche pour la reboucher ensuite, après l'évacuation du liquide.

5º Le malaise et l'irritation générale, le gonflement des testicules, la titillation du canal, la velléité d'érection qui suivent assez fréquemment l'emploi d'une bougie ne devront préoccuper ni le chirurgien ni le malade, car ce sont des épiphénoménes qui diminuent au fur et à mesure que la muqueuse s'habitue au contact de ce corps étranger.

6º Comme il est d'observation que les malades, affectés de rétrécissement du canal de la verge se trouvent, en général, mieux pendant la saison chaude que pendant la saison froide, mieux par les vents de l'ouest et du sud, que par les vents de l'est ou du nord, il faudra bien vêtir les malades, bien les couvrir dans leur lit, et faire en sorte que la température de leur chambre soit maintenue au moins à 15°.

7° Les procédés suivis pour l'emploi des bougies appliquées au rétrécissement du canal de la verge, sont les mêmes pour les rétrécissements du vagin et de l'anus chez les femmes ; accidents rares et que déterminent d'anciens ulcères rongeants accompagnés de brides et de fausses membranes.

8° La longueur du traitement ne devra jamais alarmer le malade, car il est rare qu'une amélioration notable ait lieu avant 25 ou 30 jours, et, bien souvent, il faut attendre la guérison pendant 3 ou 4 mois, heureux encore quand, par d'imprudentes manœuvres on n'a point aggravé le mal.

9° Enfin, même après guérison radicale, il sera convenable, tous les mois, d'introduire une grosse bougie le long de l'urètre ou du vagin, et d'y opérer une injection *d'Eau hygiénique*.

L'usage des bougies ne date point d'hier, il remonte à près d'un siècle et l'expérience a prononcé.

CHAPITRE XXI.

Enumération des principaux caractères auxquels on peut supposer qu'une infection vénérienne existe.

Bien souvent, nul témoignage extérieur ne vous éclaire sur le résultat d'un coït imprudent avec une femme qu'on a raison de croire infectée, et l'on se rassure d'autant mieux qu'on s'éloigne davantage du jour où l'approche sexuelle s'est effectuée. Mais, par intervalles, sans cause appréciable, il survient des symptômes fugitifs dont nos lecteurs tiendront quelque compte, lorsque nous aurons fixé leur attention sur eux :

1º Excoriations à la verge, qui disparaissent du jour au lendemain et qui ne sont accompagnées d'aucune douleur.

2º Aphtes aux lèvres, à la bouche, à la gorge, qu'on prend pour de simples irritations superficielles de la muqueuse, lesquels guérissent par l'application d'un astringent, mais se reproduisent d'une manière persistante.

3º Chute des sourcils, des cheveux, des favoris, non d'une manière générale, mais en quelques points isolés.

4º Ardeurs, élancements au col de la vessie,

au col du vagin, à l'anus ou le long du canal de l'urèthre.

5° Taches à la peau, légèrement brunâtres, avec exfoliation de l'épiderme, apparences diverses d'eczèma.

6° Engorgements momentanés des ganglions des aînes ou de l'une des deux aînes.

7° Douleurs vagues dans les membres, qui n'ont le caractère ni des douleurs rhumatismales, ni des douleurs fébriles.

A ces symptômes viennent s'en joindre d'autres, quand la maladie est invétérée :

8° Lassitude générale, insomnie, agitation, fièvre intermittente.

9° Amaigrissement, sans cause apparente.

10° Toux sèche, venant du larynx.

11° Fièvre lente avec exacerbation le soir et dans la première moitié de la nuit.

12° Maux de tête violents, douleurs vagues dans les os.

13° Ulcères grisâtres, indolents quoique nouveaux, à quelqu'une des parties de la bouche.

14° Sécheresse de l'intérieur du nez, formation de croûtes au fond de cet organe, gonflements de la membrane qui le tapisse, et, par suite, altération de la voix, suppression de l'exercice du goût.

15° Tantôt de la dysurie ou difficulté d'uriner, tantôt de la strangurie ou envie involontaire et fréquente d'uriner.

16° Teint maladif, yeux cernés, physionomie altérée.

17° Impuissance de se livrer au coït, faute d'érection, ou par suite d'une éjaculation trop prompte.

18° Pertes séminales involontaires.

Qu'on se pénètre bien de la valeur de ces témoignages ; qu'on tienne compte de leurs circonstances, de leurs variétés, et, au moindre doute, que l'on consulte un homme honnête, d'expérience autant que de savoir.

OBSERVATIONS.

L'année dernière, j'étais allé prendre un bain froid dans la Seine. Quantité de baigneurs s'y trouvaient réunis, et je m'étonnais du nombre assez grand d'*eczémas* de toutes sortes que je remarquais parmi eux. J'en fis l'observation à un baigneur qui venait de se rhabiller, ajoutant que le virus syphilitique entrait, sans doute pour beaucoup, dans ces sortes de maladies externes.

Vous me faites peur, reprit aussitôt mon voisin, car moi aussi je porte des taches dont j'ignore la nature et dont je ne me préoccupe pas le moins du monde, parce qu'elles ne me font aucun mal. Quelquefois, elles pâlissent, semblent disparaître, mais c'est pour revenir immédiatement après. Tenez, ajouta-t-il, je

vais vous les montrer : et il me fit voir l'un
des plus beaux eczémas syphilitiques que j'eusse
rencontré de ma vie.

— Eh bien, docteur, qu'en pensez-vous?

— Ce que j'en pense? Voulez-vous une ré-
ponse nette et franche?

— Parbleu ! vous me rendrez service.

— Alors, je vous dirai, sans préambule, que
vous portez une ancienne vérole à laquelle
vous ne pouvez trop tôt remédier.

—Y pensez-vous ?... Mais j'ai vu des femmes
depuis, et je ne sache pas qu'aucune d'elles...

— Ne vous y fiez pas. Il se peut sans doute
que vous ne leur ayiez pas communiqué le
mal, surtout si vous n'avez rien aux parties
sexuelles...

— Non, rien.

— Mais je ne le parierais pas, et si j'étais
femme, et que j'eusse couché avec vous, ma
foi je me regarderais comme infectée.

— Oh! docteur, vous voulez me faire
peur !...

— Je ne veux que vous donner un avis cha-
ritable. Allez trouver un homme spécial, con-
sultez-le, et s'il vous dit que vous avez la vérole, je me charge, moi, de vous en guérir
dans moins d'un mois, sans mercure, sans
iode, sans aucun remède réputé nuisible.

Cinq jours après, mon homme venait me re-
trouver, convaincu de son infection, et il m'a-
menait deux de ses amis qui se trouvaient dans

le même cas. Seulement, ces derniers avaient pris des bains sulfureux et les eaux purgatives de Niderbronn, sans éprouver le moindre soulagement.

Je leur ordonnai des *Pilules dépuratives*, en proportion différente pour chacun d'eux ; je leur fis faire de fréquentes lotions avec mon *Eau hygiénique*, et, en moins de six semaines, ils étaient guéris tous trois, sans avoir à craindre une rechute.

Il m'arrive souvent d'être consulté pour des douleurs articulaires aux genoux, aux coudes, aux épaules, aux mains, aux pieds. On les considère comme des affections éphémères, rhumatismales, qui doivent céder à quelques transpirations abondantes, et l'on prescrit, sans examiner la chose de plus près, ce traitement banal des bains de vapeur, si dangereux l'hiver, si énervant l'été, et des boissons sudorifiques, liquides qui troublent les digestions, accélèrent le mouvement du sang et disposent aux congestions apoplectiques.

Je n'agis pas de même ; j'interroge le malade sur ses antécédents, et si je soupçonne la moindre trace d'infection vénérienne, je lui impose l'usage de mes *Pilules dépuratives*, l'application externe de mon *Eau hygiénique*, et au bout d'un temps très court, j'éprouve la satisfaction de triompher du mal.

———

L'observation suivante témoignera de l'heureux effet de ma méthode contre les douleurs articulaires chroniques , déjà soignées sans succès par les moyens ordinaires, qui sont nombreux.

Un commis aux écritures d'une grande maison de commerce, éprouvait, depuis plusieurs années, des douleurs errantes qui se portaient sans cesse d'articulations en articulations, et qui, quand elles se fixaient aux mains, rendaient difficile le maniement des doigts, impossible celui de la plume. Ce jeune homme, sans fortune, père de famille, se voyait obligé de renoncer à son emploi, mais comme le chef de la maison l'estimait beaucoup, il lui avait accordé, pour aller aux eaux de Vichy, un congé de six semaines, se réservant ultérieurement d'aviser sur le parti qu'il faudrait prendre dans l'intérêt respectif de la maison et du commis.

Vichy opéra quelque bien, mais Vichy ne guérit point. « Attendez, fut-il dit, les eaux n'agissent guère que six semaines après avoir été prises. » — Quarante jours s'écoulèrent et les eaux n'agirent pas davantage.

Ce fut en désespoir de cause que le malade vint me trouver. Je commençai, tant j'étais sûr de moi, par lui annoncer une guérison certaine, pourvu que, de son côté, il consentît à suivre littéralement mes prescriptions.

Sans lui parler de l'existence, chez lui, d'un virus syphilitique auquel il n'aurait point cru, n'ayant eu qu'un écoulement passager, passé depuis plusieurs années, je lui prescrivis mes *pilules dépuratives*. Je fis, en même temps, des applications de mon *eau hygiénique* sur chaque articulation, gonflée ou endolorie, et je lui recommandai une lotion générale, matin et soir, suivie d'une friction vive et de transpiration forcée dans une couverture de laine.

Le régime était tonique, composé de viandes rôties, de farineux, de poissons choisis, de gibier, de vin de Bordeaux pendant les repas et de Madère sec deux fois par jour, une demi-heure avant chaque repas.

Vingt jours après le début de cette médication, les muscles avaient déjà repris leur souplesse, les surfaces articulaires leur agilité.

J'ordonnai un repos de six jours, pendant lequel le malade fut remis aux sels de Vichy, qui déjà, c'est incontestable, avaient préparé le succès que j'avais obtenu. L'amélioration n'augmenta pas, mais elle ne fit pas non plus un pas rétrograde.

Je revins à mon traitement; je l'appliquai 20 jours encore, et j'eus la satisfaction de guérir mon malade.

— Vous aviez la vérole, lui dis-je alors, — je

le crois, répliqua-t-il, dès que vous me l'as-
surez; mais n'importe, je ne la crains plus,
puisque vous savez si bien la débusquer et la
combattre.

CHAPITRE XXII

Flueurs blanches.

Cette maladie, à laquelle on fait généralement peu d'attention, parce qu'on la regarde à tort comme une chose passagère. et sans danger, affecte, dans les grandes villes, presque toutes les femmes, les jeunes filles et même beaucoup d'enfants du sexe féminin. Dans les petites villes, elle est moins fréquente, et dans les campagnes, beaucoup moins encore ; mais elle tend à s'y propager, depuis que les habitudes et les vices de la société polie s'introduisent dans les classes inférieures.

Nous ne voulons pas dire pour cela que les flueurs blanches témoignent de quelque vice personnel ou héréditaire, Dieu nous en garde ; nous voulons seulement exprimer qu'un groupe d'individus du sexe féminin, qui s'éloignent d'un régime régulier, ou qui ont été engendrés par des ancêtres débauchés ou seulement épuisés, se trouvent bien plus exposées aux flueurs blanches que des personnes placées dans des conditions différentes.

Les flueurs blanches, matière blanchâtre, jaunâtre, quelquefois sanguinolente, qui s'écoule des parties sexuelles, en quantité ordinairement minime, et souvent en quantité considérable, ne causent pas de douleurs quand on ne s'échauffe point par la marche ou par de violents exercices, ou par une assiduité permanente et forcée ; c'est le motif pour lequel on ne s'en préoccupe guère. Dans les cas même où elles sont dues à un virus vénérien accepté d'héritage ou gagné autrement, elles n'occasionnent de sensations douloureuses que dans les premiers temps, et encore ces sensations sont-elles supportables. Mais, à la longue, elles minent le tempérament, elles causent des maux d'estomac, des névralgies, des migraines; elles amènent la perte des couleurs, la faiblesse des membres, la mélancolie, la cessation de l'appétit, la difficulté de digérer et divers désordres dans les régions sexuelles.

On ne peut donc y porter trop d'attention, et quel que soit l'âge tendre de la jeune fille atteinte de flueurs blanches, quel que soit l'âge avancé de la femme qui s'en plaint, il faut leur imposer un traitement.

L'application du nôtre présente cet avantage physique et moral, qu'il s'applique à toute espèce de flueurs blanches, quelle qu'en soit l'origine. Que nous importe de savoir si elles proviennent ou non d'une infection syphilitique; nous ne faisons subir à la malade sur ce point, aucun interrogatoire qui la gêne, nous n'exigeons aucun aveu. L'existence pure et simple des flueurs blanches, leur abondance relative, leur ancienneté, le tempérament, les habitudes, le genre de vie de la personne règlent seuls notre conduite médicale.

Nous prescrivons, pour traitement interne, de 2 à 6 pilules dépuratives, un régime tonique, réparateur sous un petit volume, des bains alcalins, des frictions, de la laine sur la peau, un exercice modéré, des distractions, un coucher dur, un sommeil court, une extrême propreté, et, plusieurs fois par jour, des injections avec l'*Eau hygiénique* étendue des trois-quarts ou au moins de moitié son poids d'eau.

Chez les toutes jeunes filles, mais principalement chez les enfants en bas âge, les pilules deviennent inutiles ; on peut s'en abstenir d'autant plus que les enfants ne savent point les avaler; mais on insiste sur les injections, et l'on remet à plus tard la prescription des pilules, si les flueurs blanches persistent, ce qui peut fort bien arriver; car c'est une des maladies les plus opiniâtres, une de celles qui sont le plus sujettes à des retours brusques et imprévus.

Quoi que nous considérions nos *Pilules dépuratives* et notre *Eau hygiénique* comme des spécifiques contre les maladies que nous venons de décrire, et que nous en prescrivions souvent

I.

l'usage, il ne faut pas croire que nous adoptions ces deux spécifiques comme traitement unique.

Les symptômes qui accompagnent ces maladies sont quelquefois si compliqués, si variés, que sans nous mettre en désaccord avec nos principes, nous nous trouvons dans l'obligation de recourir à des auxiliaires aussi actifs qu'efficaces. Il peut même arriver que nous supprimions tout à fait nos pilules, pour les remplacer par des élixirs et des vins médicamenteux, selon les circonstances qui se présentent à notre observation.

Toute personne qui voudrait entreprendre de se traiter elle-même, devra, prudemment, recourir à nos conseils: car, dans un livre, on ne peut ni tout dire, ni tout prévoir.

Nos consultations ont lieu tous les jours de 3 à 7 heures, rue du Faub.-Poissonnière, 187, (par correspondance, affranchir).

TABLE DES MATIÈRES

FIN.

Paris. Typ. Dubois et Edouard Vert, rue Notre-Dame-de-Nazareth, 29.

Typ. Dubois et Edouard Vert, r. N.-D.-de-Nazareth, 29.